不妊治療を考えたら読む本〈最新版〉

科学でわかる「妊娠への近道」

浅田義正　　著
河合　蘭

ブルーバックス

装幀／五十嵐 徹（芦澤泰偉事務所）
カバーイラスト／坂本奈緒
目次、本文デザイン／二ノ宮匡（nixinc）
本文図版／さくら工芸社

はじめに

本書『不妊治療を考えたら読む本』は2016年に最初の版を出版し、「医療」としての不妊治療を解説してたくさんの方に読んでいただきました。旧版では、高い技術を持っているはずの日本の不妊治療が、国際的に見ると実は出産率が世界一低いという事実とその理由も詳しくお伝えしました。今日ではそのことがしばしば指摘されるようになってきたので、それはとてもよかったと思っています。

あれから7年の歳月が経ち、今は保険適用が体外受精や人工授精にも拡大されました。新たに紹介したい技術も増えましたので、ここに最新版をお届けします。

今日、不妊に悩むカップルはさらに増えて5組に1組と言われています。子どもは自然に授かるのが当たり前——多くの人はそういう感覚を持っていることでしょう。しかし、自然に子どもが授かったら、それはとてもありがたいことなのです。晩婚・晩産化が進み、それにともなって不妊治療はますます重要で、かつ身近な医療になっています。

この本は、少し妊娠しにくいと感じ始めたカップルのために、不妊治療という医療がわかるための必須ポイントを説明していこうと思います。

書いているのは、産婦人科専門医・生殖医療専門医の浅田と、妊娠・出産を専門としてきたジャーナリストの河合の2名です。私たちは、これまで不妊に悩むたくさんの方たちの疑問に接してきました。浅田は、2004年に不妊治療専門クリニックを開業し、現在までに診察させていただいた方は2万7000組を超えます。

皆さんの疑問に接するとき、いつも思うのは、妊娠の仕組みについて勘違いしている人や、些末なことを気にしすぎている人がとても多いということです。何を食べれば妊娠しやすいのか、といった生活上のことは、実際には妊娠率にまったく関係がないか、あってもささやかで補足的なことです。

では、妊娠しにくい人にいちばん知ってほしい「本当に必要な知識」とは何でしょうか。それは、命の始まりについての正しい理解であり、最新の「科学的根拠に基づいた医療」にはどんなものがあるか、ということだと思っています。

この本は、こうした知識に加えて、これまで一般の方にはほとんど届くことがなかった医師の専門的知識を、わかりやすく平易な言葉で伝えられるように作りました。

似たような名前のホルモンや薬の名前が出てきたりしてややこしい部分もありますが、肩の力を抜いて、興味を感じたところから読んでもらえたらと思います。複雑な話や大事な話は繰り返してありますし、読み進めて全体像がわかってくれば自然に納得できる話もありますから、わか

りにくいところがあれば読み飛ばしていただいてもかまいません。

執筆に医療者と非医療者の両方が関わったのは、視点が偏らないようにするという観点からもよいことだったと思います。分担としては、まず河合が浅田のクリニックで実際に行われている診察や採卵、培養室のラボワークなどを数日間にわたって実地取材したのち、そこに基本知識を加えて、はじめの文章を作成しました。そして、それをもとに、全章を2人の共同作業で加筆、修正を繰り返して仕上げました。

ただ、ひとつお断りしておきたいことがあります。この本では、浅田自身が現場で実践しており、最新の研究から国際的に主流となってきている治療法を中心に解説していきます。しかし、不妊治療はとても変化の速い最先端分野であり、まだ「これが正しい唯一の方法だ」と言えるものがありません。加えて保険診療のルールも変化します。ですから、この本を読んだ方が実際に治療を受ける際は、この本で得た基本知識をもとに、実際にかかる医師の話をよく聞いてください。

不妊治療は、親子の始まりの新しい形です。この本が、不妊に悩むカップル、そして命を継いでいく仕組みについて関心を持つすべての方に、不妊の最新事情をお届けできるものとなりますように。

それでは、不妊治療の話を始めましょう。

第 1 章

身近になった不妊と不妊治療

―― 誰にでも起きる悩み、みんなが受けられる治療

かつて高額な自由診療だった体外受精が2022年に保険診療として認められ、不妊治療はぐっと身近になりました。でも、すべてが保険で受けられるわけではありません。どんな選択肢があるのでしょうか。

第 **2** 章

命のはじまり

—— ここまでわかってきた卵子の世界

妊活中の方は「何を食べれば妊娠しやすいか?」など生活上の細かいことを気にしがちですが、いちばん大切なのは「妊娠の仕組み」をよく知ることです。この知識をつけることが、妊娠への第一歩となります。

39

第 3 章

不妊検査 の 最新事情

広く普及している不妊検査でも、最近になってあまり意味がないとわかってきたものも数々あります。どんな検査が必要で、それにはどんな意味があるのか、ポイントを押さえて効率よく受けるのがベストです。

第 4 章

一般不妊治療と卵巣刺激法

タイミング法と人工授精を併せて「一般不妊治療」と呼びます。年齢や検査の結果を踏まえ、何を目安にステップアップしていけばよいのでしょうか。不妊治療に欠かせない排卵誘発の方法も解説します。

第 6 章

胚の移植と凍結

胚の凍結技術の進歩によって、これまでは難しかった方法で妊娠率を上げることが可能になってきました。受精卵はどこまで培養すべきか、どのタイミングで移植するのがよいのか。最新の見解を紹介します。

223

②体外受精・顕微授精には、年齢と回数の制限がある

年齢制限

> 治療開始時において女性の年齢が 43 歳未満であること

回数制限

初めての治療開始時点の 女性の年齢	回数の上限
40歳未満	通算6回まで（1子ごとに）
40歳以上43歳未満	通算3回まで（1子ごとに）

※回数は胚移植の回数で、妊娠するとリセットされる。

③治療費が1ヵ月の上限額を超えた場合、その超えた分が**高額療養費制度**で払い戻される

④保険診療と自由診療の併用はできない（**混合診療の禁止**）

⑤「**先進医療**」は自由診療に当たるが、保険診療と併用しても混合診療とされない（要件を満たした施設でのみ可）

↓不妊治療関連政策の最新情報はこちらから

母子保健・不妊症・不育症など
（子ども家庭庁 HP）

https://www.cfa.go.jp/policies/boshihoken/

保険診療について

① 治療費は、治療法と採卵数で決まる

▶ モデルケースと自己負担額

*この他に、薬代、検査代、初診・再診料、生殖補助医療管理料、一般不妊治療管理料、在宅自己注射指導管理料などがかかる。

採卵数が特に多い体外受精の例（精子に所見あり）

20 個の卵子が採れ、変性卵 2 個を除き体外受精・顕微授精を半々で実施し、13 個が受精卵になり、うち 5 個が胚盤胞（5 〜 6 日目の胚）に育った。すべて凍結し、次周期で 1 個移植。

合計 約 20 万円

採卵術　9,600 円＋加算（10 個以上）21,600 円／麻酔 1,460 円／体外受精 12,600 円＋顕微授精 30,000 円／培養（10 個以上）31,500 円＋胚盤胞加算（2 〜 5 個）6,000 円＋タイムラプス 30,000 円／胚凍結保存（2 〜 5 個）21,000 円／凍結融解胚移植 36,000 円

凍結する胚はなかった体外受精の例

5 個の卵子が採れ、3 個が受精卵になって胚盤胞まで育ったのは 1 個。それを子宮に戻した。凍結はなし。

合計 約 7 万 9000 円

採卵術　9,600 円＋加算（2 〜 5 個）10,800 円／麻酔 1,460 円／体外受精 12,600 円／培養（2 〜 5 個）18,000 円＋胚盤胞加算（1 個）4,500 円／新鮮胚移植 22,500 円

凍結融解胚移植の例

凍結融解胚移植 36,000 円／アシステッドハッチング 3,000 円／高濃度ヒアルロン酸含有培養液 3,000 円

約 4 万 2000 円

人工授精の例

人工授精を 1 回実施。　　　　　　　　　　　　　　約 6000 円

妊娠にかかわるさまざまなホルモン

ホルモンの名称		おもな分泌器官	機能
GnRH （ゴナドトロピン放出ホルモン） gonadotropin-releasing hormone		脳の視床下部	下垂体に働きかけ、ゴナドトロピン（FSH、LH）を分泌させる。
ゴナドトロピン gonadotropin	FSH （卵胞刺激ホルモン） follicle-stimulating hormone	脳の下垂体 ※1	卵胞の成長を促進する。
	LH （黄体化ホルモン） luteinizing hormone	脳の下垂体	卵胞を十分に成熟させ、排卵させる。
E2 （エストラジオール） estradiol		卵胞 ※2 〈胎盤 ※3〉	女性ホルモンと呼ばれるエストロゲンの代表。子宮内膜を増殖させ、頸管粘液を増やす。肌のつやを良くする。
P4 （プロゲステロン） progesterone		黄体（排卵後の卵胞） 〈胎盤〉	子宮内膜を着床しやすい状態に導き、妊娠を継続させる。体温を上げる。
PRL （プロラクチン） prolactin		脳の下垂体 〈胎盤〉	乳汁を分泌する。妊娠中・授乳中に高値になり、高値になると排卵を抑制する。
T （テストステロン） testosterone		男性では精巣 女性では卵巣	男性ホルモンと呼ばれるアンドロゲンの一種。精子を作り、男性的な体つき、性欲等にかかわる。女性でも少量分泌されている。

月経周期に伴うホルモンの分泌量の変化は、図2-4を参照

※1　正しくは下垂体前葉。本書では下垂体前葉を「下垂体」と表記する。
※2　卵胞の顆粒膜細胞、莢膜細胞。
※3　妊娠が進み胎盤が形成されると、胎盤もホルモンの分泌器官となる。

第 **1** 章

身近になった
不妊と不妊治療

——誰にでも起きる悩み、
　みんなが受けられる治療

かつて高額な自由診療だった体外受精が2022年に保険診療として認められ、不妊治療はぐっと身近になりました。でも、すべてが保険で受けられるわけではありません。どんな選択肢があるのでしょうか。

保険医療として認められた体外受精

2022年4月、日本生殖医学会が作成した『生殖医療ガイドライン』に基づき、体外受精による不妊治療が保険適用になりました。これは、高額な治療費を払い続けていた人にも、治療費のことが心配で治療ができなかった人にも大変うれしいことでした。

保険が適用されたということは、体外受精が、安全で、価値ある「医療」であると公に認められたことを意味します。不妊治療には排卵日を調べて妊娠しやすい日を見つけるタイミング法などさまざまな方法があり、一部は以前から保険でできたのですが、最も妊娠率が高い体外受精はなかなか保険に収載されず、比較的新しい医療であるため、不安に感じる方もいました。

このように体外受精が社会に受け入れられてきたのも、日本でこの技術が始まってから約40年の間に安全性が確かめられてきたためでしょう。日本で体外受精が始まった当初をよく知る浅田は、さまざまなところで「体外受精で生まれた子どもは大丈夫なのか」と訊かれてきました。安全性は、子どもの追跡調査が長期的に行われていますが、心配な事象は見られていません。また、とてもたくさんの人がこの治療を行う時代になり、国民の医療として重要になったということも体外受精が認められてきた背景のひとつです。河合は2010年前後から不妊治療の取

材をしていますが、10年ほど前は不妊治療をしていること、治療をして子どもを持ったことを厳重に隠そうとしている方がたくさんいました。しかし今では友人と不妊治療の情報交換をする人も多いですし、子どもが生まれたら、「あなたのパパとママは、こんな風に不妊治療をがんばってあなたを迎えた」と教えたいという方もいます。

仕事と治療の両立は不妊治療の大きな課題ですが、それも、保険適用が拡大されて以降、「治療で欠勤すると言いやすくなった」という声が聞こえてきます。

男性の参加という意味でも、進歩があったと言えます。保険診療で体外受精を始めようとしたら、一度は、必ずカップルが一緒に診察室に入り、医師とこれからの治療計画について話し合って、治療計画書を作成することが必須となりました。妊娠は女性だけではなく、男性と女性がカップルとして取り組むことです。こうして男性が状況をよく理解し、自分も当事者なんだという自覚をしっかり持っていると、後々まで良いことがいろいろあります。

そして、もちろん、経済的な心配なしに治療できる人が増えました。自由診療時代の終わりに国が実施した実態調査によると、体外受精全体の費用は、約50万円でした。これは全国平均で、都市部では70万～80万円くらいかかる施設がたくさんあります。でも保険診療で体外受精を受けると、ケースによって大きく変わりはしますが、患者さんの自己負担額のボリュームゾーンは10万円台になるでしょう。

体外受精は卵子を育て、それを採って培養し、凍結や評価を経て子宮に戻すというたくさんの医療行為のセットですので、診療報酬はそれぞれ別にカウントされます。詳しくは、巻頭付録1を見てください。

人によっては、保険診療でも総額が高くなってしまうことがあります。でも、その場合は、保険診療の治療額が一定以上になると自己負担額を抑える**高額療養費制度**がありますので、お金がどこまでかかるかわからないという不安はありません。

保険が適用される前も、1回30万円（凍結した胚を子宮に戻すだけの場合は10万円）を受け取れる自治体の助成金制度がありました。でも、一度は医療機関の窓口で全額を支払う必要がありましたし、2020年までは所得制限があってもらえない方もたくさんいました。

ただ、良いことがたくさんある保険適用拡大も、よく見ると、今後の課題もあります。経済的負担は、ほとんどの方は非常に軽くなったのですが、すべての人に対してそうなったわけではありませんでした。一部に、かえって負担が大きくなってしまった人が出ています。治療費が安いクリニックで治療をしていた人は、助成金制度を使うと実質的に自己負担なしで治療できていたのに、今度は自己負担分を支払わなければいけなくなりました。

また、保険が使えるようになったといっても無制限に使えるわけではなく、年齢と回数に次のような制限があります。

【40歳未満】通算6回まで

【40歳以上43歳未満】通算3回まで

【43歳以上】対象外

※すべて初めての治療開始時点の女性の年齢

※回数は胚を子宮に戻した回数

※一子ごと・出産すればリセット

そして、保険が適用されなかった方法でやりたい人は当然保険が使えず、もう助成金制度もないので、大変負担が重くなります。日本の保険診療には「混合診療の禁止」というルールがあり、これがとても大きな問題です。**混合診療**とは、同一疾患に対して、保険診療と自由診療の両方が行われることです。つまり自由診療となる治療や検査をひとつでも取り入れると、その人が受ける不妊治療のすべてに保険が使えなくなってしまうのです。

自由診療だけで体外受精が行われていたときには、高い妊娠率を追求する不妊治療専門クリニックの多くは、海外の新薬をいち早く取り入れて使うなど、さまざまな試みを重ねて少しでも妊娠率を上げようとしてきました。その一部は**先進医療**として認められ、要件を満たした施設では

保険診療と併用できます。しかし保険診療では基本的に、日本で長年使われデータの蓄積があり、社会保障審議会の医療保険部会・医療部会が求めて厚生労働大臣が承認した診療だけが採用されます。

患者さんは、そうした知識を踏まえ、医療機関と十分に相談しながら、保険適用拡大時代の不妊治療を上手にプランニングしてほしいと思います。一般的には、初めて不妊治療をする場合は保険診療を試して、それで妊娠できないように思われたら、自由診療を検討していく方が多いようです（第4章末の〈不妊治療Q&A〉もご覧ください）。

13〜14人に1人が体外受精で生まれている

不妊治療の中でも、体外受精、顕微授精、凍結しておいた胚の移植をまとめてART（生殖補助医療／アート）と呼んでいますが、日本産科婦人科学会のARTデータブックによると、国内で採卵から開始された治療の年間実施件数は図1−1のように推移しています。

1990年代のはじめ、ARTはまだ年間約2万件しか行われていませんでしたが、やがて凍結胚の移植も増え、ARTの総数は2016年には約45万件となりました。その後は少子化のた

めか採卵がやや減少の傾向にありますが、それでも２０２０年には、凍結融解胚移植も入れるとほぼ同数の治療が行われています。同年の、ＡＲＴによって生まれた子ども数は６万３８１人です。翌年の日本の全出生数をこの数で割ると、13・9人に1人となります。ですから、学校の1クラスに2〜3人はＡＲＴで受精した子どもがいることになります。

国立社会保障・人口問題研究所による と、不妊治療もしくは不妊検査を受けたことがあるカップルは、5組に1組もいます。この本を手にしたあなたも、妊娠が思いのままにならないことにとまどいを覚え始めたところかもしれません。もしくは、すでに不妊治療の真っ最中なの

図 1-1　体外受精、顕微授精の採卵件数は……

（万件）

凡例：
顕微授精
体外受精

実施件数

'92　'95　'00　'05　'10　'15　'20
（年）

日本で体外受精、顕微授精に向けて実施された採卵件数の推移

日本産科婦人科学会が2022年に発表した「ARTデータブック2020年」のデータをもとに作成

かもしれません。

実は、日本は不妊治療の件数がとても多い「不妊治療大国」なのです。その最大の理由は、子どもを持とうとする女性の年齢が高くなってきたことにあります。

女性は加齢によって妊娠しにくくなります。男性の加齢については微妙な影響にとどまりますが、女性の加齢による〝妊娠力〟（妊娠する力のことを本書ではこう呼ぶことにします）の低下は早くから始まります。女性は歳を重ねていく中で、必ず妊娠できなくなります。一方、男性は精巣内で一生精子が作られるので、パートナーとなる女性が妊娠できる状態であれば、生涯にわたって子どもをもうけることが可能なのです。

現代の女性は「産むか、産まないか」の選択の自由を手に入れたと言われていますが、本当にそうでしょうか。不妊の世界から見れば、女性が本当に手に入れたのは「産まない自由」だけに見えます。産みたいのに産めない人がこんなに増えてしまって、「産む自由」のほうは、むしろ小さくなりました。

女性の初産年齢の全国平均を見ると30・9歳、男性が初めて子どもを持つ年齢は平均32・9歳となっています（厚生労働省人口動態統計2021年）。これは、出産年齢が長く安定していた高度経済成長期に較べると5〜6歳も高くなっています。

検査をしても原因が見つからない理由

妊娠はとても複雑なメカニズムなので、検査はたくさんありますが、検査項目は人によって変わり、医師の方針や保険適用の有無にも影響されます。また、女性だけが受ければいいというものでもありません。卵子を育てるホルモンは正常に分泌されているのか、受精した卵を子宮に送る卵管が詰まったりしていないか、また、精子は十分な数が作られてよく動いているかなど、男女それぞれの検査があります（第3章 表3－2参照）。

ただ、これらの検査は、カップルが「私たちは不妊症かどうか」を調べる検査ではありません。不妊症とは、単に「一定期間妊娠しない状態」をそう呼ぶのです。詳しくは第3章でお話しします。

そして今、この最初の検査で何か異常が見つかる人の割合は多くありません。

女性が若い年齢で妊娠しようとしていた1990年代半ばくらいまでは、検査で不妊の理由を探し出して、それを補うような治療を行うことが、すなわち不妊治療でした。しかし、そうした形の治療は、現在では不妊治療全体の中で一部に過ぎません。妊娠しない理由は、卵巣にある卵子が古くなってしまっている「卵子の老化」にあることが多いのです。

出産できる限界は何歳？

第2章で詳しく触れますが、卵子は、胎児期に一生分が作られてしまいます。そして、その後に新しくできることはありません。つまり、40歳女性の卵子は40年以上も卵巣で出番を待ち続けてきた卵子なので、20代女性の卵子と較べると、加齢によるさまざまな変化が起きていて妊娠しにくくなっています。

けれどそれは、「妊娠しない」という意味ではありません。メカニズムはまだよくわかっていないのですが、何らかの理由で歳を重ねてもよく保存されている卵子はあり、たまたまそれが排卵して精子と出会い、受精して、順調に育てば妊娠ができます。しかし、そのような良い状態を保ち続ける卵子は少ないので、なかなか妊娠できないということになります。

検査で悪いところが見つかった場合は、それに対応する治療を行います。その技術は、かなり進んできました。たとえば検査で精子が少ないことがわかっても、今は顕微鏡下で精子を直接卵子に入れる「顕微授精」（詳しくは第5章参照）があるので、そんなに心配することはありません。ところが、その最先端技術を使っても、卵子が若くない場合は妊娠率が下がってしまいます。

加齢による不妊の話を聞いたら、ほとんどの人が「いったい何歳までに妊娠しなければならないのか」ということを知りたくなります。でも妊娠年齢の限界は、個人差がかなり大きいので一概に「何歳まで」とは言えません。遅くまで産める人はいるものです。

浅田のクリニックで体外受精をして、出産した方の最高齢は49歳です。この方は、48歳で3回採卵し、PGT-A（着床前胚染色体異数性検査／第5章参照）を実施して1個だけできた正常胚で妊娠・出産されました。日本で最高齢の記録として論文になっています。河合が取材した女性の最高出産年齢も49歳です。歌手で俳優の白樺八青（やお）さんという方で、自然妊娠でしたし、妊娠中の経過も順調だったそうです。

その一方で、不妊治療の現場には、20代で閉経してしまう女性も訪れます。人の身体は本当にみんな違います。若いのに卵子がなくなってしまう**早発閉経（早発卵巣不全）**は、20代で100人に1人、30代で100人に1人程度とされています。しかし、一般的な年齢の限界は、閉経の9年くらい前と考えられています。閉経年齢は平均的には51〜52歳前後です。そうなると、43歳くらいが標準的な境界線だということになります。

さまざまな統計から、もう少し一般的な傾向を見てみましょう。

単純に年齢ごとの出生率を見ても、現代では、避妊と人工妊娠中絶という人為的なバースコントロールの手段があるので、本来の傾向は見えません。そこで、避妊も人工妊娠中絶もほとんどない時代の歴史的な統計を調べ、本

一九八六年に米国の『サイエンス』誌上で発表されたのが図1−2で示したデータです。

これによると、出生率は20代前半がピークで、その後は少しずつ下がっていきます。そして40代になると、まだ産む人は相当数いるものの、それまでと較べれば急激に低下していきます。40代前半の出生率は、20代前半の2分の1から4分の1程度になっています。

結婚年齢別に子どもを

図
1-2

バースコントロールがない時代に見る 妊娠力の自然な低下

凡例:
- ● フッター派の夫婦 1921〜1930年
- ▲ ジュネーブの中産階級 1600〜1649年
- ■ カナダ 1700〜1730年
- ● ノルマンディー地方 1760〜1790年
- ▲ ノルウェー 1874〜1876年
- イラン 1940〜1950年

（人）
女性1000人あたりの出生数

600
500
400
300
200
100
0

21〜25　26〜30　31〜35　36〜40　41〜45　46〜50
女性の年齢　　　　　　　　　　　　　　（歳）

避妊や人工妊娠中絶が行われていない時代の、母親の年齢別の出生率。20代から減少が始まり、40代ではどのグループも大きく減少している。フッター派はキリスト教の一派で、厳格に避妊を禁じていた

Menken et al., *Science*, 1986をもとに作成

授からない確率を調べたデータもあります（表1-1）。すると、20代前半に結婚して授からない確率は5・7%とごくわずかでしたが、30代後半では3人に1人となり、40代前半では半数を超えました。

ただ、この研究で使用されたデータでは、最近の女性と較べると40代女性がたくさん妊娠しています。これは、若いときから産み始めた女性たちのデータだということに気をつけて見るべきでしょう。

なぜなら多産の女性は、生涯の月経回数が少なく、妊娠力が長持ちすると考えられるからです。

月経のたびに卵管を逆流する月経血は、不妊につながる子宮内膜症の原因となります。昔の女性は妊娠や授乳のため月経が止まっている期間が長かったので、子宮内膜症はあまり見られませんでした。子宮内膜症は、妊娠すると胎盤から出る大量のプロゲステロンの作用で改善することがわかっています。

表
1-1
**女性の結婚年齢別に見た
子どもを授からない確率**

結婚年齢	子どもを授からない確率(%)
20〜24歳	5.7
25〜29歳	9.3
30〜34歳	15.5
35〜39歳	29.6
40〜44歳	64.5

Menken et al., *Science*, 1986を改変

（ホルモンについては巻頭付録2参照）。つまり、妊娠自体が妊娠力の維持に役立つことなのです。

また、妊娠すると、子宮周辺の血管が太くなります。産後はまた細くなるものの、妊娠前に較べると太いままの人が多いようです。血管が太いということは、血流が良いことにつながると考えられます。推測ですが、このことも妊娠力の長持ちにつながっている可能性はあります。ですから、高齢になってから初めての妊娠をする人の状況は、もっと厳しいと考えたほうがいいかもしれません。

年齢が高くなるまでひとりも産んでいない女性がたくさんいる現代は、人類がかつて経験したことがない時代です。だから、自分が思っていたよりも早くから妊娠しにくくなっていることに、驚いている人が多いのではないでしょうか。現代の日本女性は、祖母や母親の世代より早く妊娠力を失っているのかもしれないのです。

「それでは、ピルを飲めば昔の女性と同じ状態になるのではないか」と考える人もいます。ピルは排卵を抑制するため、たしかに婦人科疾患の予防にはなりますが、妊娠で起きる変化のすべてをピルで起こすことはできません。

バースコントロールの影響なしに年齢による違いを見るもうひとつの方法は、ART（体外受精などの生殖補助医療）の年齢別の成績を見ることです。こちらは、かなり厳しい数字になっています。

日本産科婦人科学会のデータによると、ＡＲＴ１回あたりの出産率（子どもが生まれた率。本書では「出産率」は死産をのぞいた率とする）は、30代はじめまでは下がりません。約２割になると１割を切ってしまい、45歳では１％を切ります（図1－3）。

年齢が上がると子どもが生まれにくいのは、流産が多いためでもあります。このデータを見ても43歳では半分、40代後半ではなんと約８割が妊娠しても流産となってしまい、出産に結びついていません。

本書では「出産率」は死産をのぞいた率とする）は、30代はじめまでは下がりません。約２割になると安定しています。これが40歳になると１割を切ってしまい、45歳では１％を切ります（図1－3）。

図1-3 **体外受精を行っても 30代に入ると少しずつ出産率は下がっていく**

(%)

- ○ 出産数/総治療数
- ◆ 流産数/総妊娠数

ART１回あたりの出産率と流産率。出産率が低下するのは、妊娠しにくくなることに加え、流産率が高まることも大きく影響している

日本産科婦人科学会が2022年に発表した「ARTデータブック2020年」のデータをもとに作成

これは1回あたりの出産率です。体外受精は、何度か繰り返せば累積の出産率は上がっていきます。

また、図1-3は全国の平均値ですが、妊娠率の高い専門施設では出産できる割合はもっと高くなっています。

しかし、1回あたりの成功率があまりにも低い年齢になると、そうした差もあまりなくなってしまいます。

日本は不妊治療の出産率が低かった！

厳しい事実を次々に紹介してきましたが、こうしたことがわかれば、不妊治療は「限られた時間しか使えない」ということに納得していただけるのではないかと思います。

では、どうしたらよいのでしょうか。時間が限られているのであれば、大切なのは「効率」を考えた治療を行うことではないでしょうか。

「効率」という言葉は味気ないかもしれませんが、この「限られた時間」「限られたお金」を有効に使えるかどうかが、不妊治療では、否応なしに求められるのです。

現実には、効率を追求できない事情がたくさんあるでしょう。仕事や家族の事情などで、時間

とお金を存分に治療へ投入できない方も多いと思います。いえ、保険診療の総額が高額になる方もいるし、そもそも自分は保険の対象外だという方もいます。不妊治療にはこのような厳しさがあるのは現実です。

そして、今の日本の患者さんは、必ずしもみんなが効率重視という考え方をしていないようです。日本の文化には「できるだけ自然にしているのがよい」という無為自然を尊ぶ考え方がありますが、そのためか、まず治療の開始年齢が遅いという傾向があります。なかなか妊娠しなくても「そのうち、妊娠するでしょう」と思い、年齢がかなり高くなるまで医療施設での不妊治療を考えないのです。このことは、日本で今よく売れている不妊の本のほとんどが、食事の改善や「冷え」予防など自然療法の本であることを見れば一目瞭然です。

また、医療施設での不妊治療を始めた場合も、「薬の使用はできるだけ控えたい」と望む人が多いのも特徴です。こうした自然志向の結果、自然療法や薬を控えた治療に時間をかけすぎて、いざ本格的な不妊治療に切り替えることにしたときには、妊娠できる卵子がすでに少なすぎる人が目立ちます。そして、治療を始めてもなかなか妊娠に至らないのはつらいことですから、次第に心も身体も疲れ切ってしまいます。

意外に思われるかもしれませんが、日本のART（生殖補助医療）の治療成績は、国際的に見ると際立って低いというデータが2016年に発表され、当時、専門家の間で話題になりまし

図
1-4
各国の体外受精による出産率
——日本は世界最低レベルだった！

凡例:
- ■ 累計出産率
- □ 採卵1回あたりの出産率

成功率が最低！

顕微授精、体外受精を合わせた数値。意外にも、日本は不妊治療で妊娠・出産する確率が極めて低いことがわかる

ICMARTが2016年に発表したレポートより。2010年の60ヵ国・地域のデータから抜粋して作成／S. Dyer et al., International Committee for Monitoring Assisted Reproductive Technologies world report: Assisted Reproductive Technology 2008, 2009 and 2010, *Human Reproduction*, Vol.31, No.7, 1588-1609, 2016

た。理由は「効率の悪さ」と「年齢が高くなってから治療する人が多い」ためだと思われます。

世界各国のＡＲＴの実施状況をモニタリングしている組織「国際生殖補助医療監視委員会（International Committee Monitoring Assisted Reproductive Technologies：ICMART）」の報告によると、日本は、１回の採卵あたりの出産率が60ヵ国・地域中で最下位でした。累計出産率の順位はもう少し良いのですが、それでもドミニカ共和国、イタリアに次いで下から３番目でした（図１－４）。

筆者の浅田は、不妊治療に関する国際学会へよく行きますが、日本の技術レベルが低いとは思いません。浅田が若かった頃は欧米の技術を「すごい」と思って見ていましたが、近年は、日本のトップレベルの施設で行われている治療は、むしろ欧米より技術的に高いのではないかと思います。

それなら、なぜ日本の成績はこんなに低いのでしょうか？ それは、やはり治療開始年齢の高さと先ほど述べた自然志向によって、高い技術が効率良く使われていないからです。

妊娠できない不妊治療が大量に行われている

出産率が低い一方で、この時のデータでは日本のＡＲＴの実施件数は、60ヵ国・地域中で第１

図
1-5

各国の体外受精の実施件数
—— 日本は世界一多かった（2010年）

件数は最も多い！

顕微授精、体外受精、胚移植を合わせた件数。日本は、治療成績は低い（図1-4）が、治療件数は世界一多い

ICMARTが2016年に発表したレポートより（図1-4と同様）。2010年の60ヵ国・地域のデータから抜粋して作成

図1-6 体外治療件数が多い国と治療で生まれた子の数（2014年）

（凡例）
■ 出生児数
□ 治療件数

（吹き出し）たくさん治療しているのに、あまり生まれていない……

2021年に発表されたICMARTのレポートでも、日本は、治療数件数の割に、それによって生まれた子どもの数が少なく、そのバランスが他の国と違った

ICMARTが2021年に発表したレポート（2014年のデータ）より International Committee for Monitoring Assisted Reproductive Technologies world report：assisted reproductive technology, 2014, *Human Reproduction*, Vol.00, No.0, 1-12, 2021

位でした（図1−5）。つまり日本は、国際的に見ると、「妊娠できない不妊治療が非常にたくさん行われている」ということになります。日本の2010年のART実施件数は24万2161件で、第2位の米国の約1・6倍にあたりました。ところが、治療によってどれくらいの子どもが生まれているかというと、米国の半分にも満たなかったのです。

ICMARTは、その後もレポートを出し続けており、2021年には治療件数や治療で生まれた子の数を発表しましたが、ここでも日本は件数の割に生まれた子が

少ない傾向が見られました（図1－6）。

2022年の国際学会では、世界79ヵ国中ARTの実施件数が多い国のトップ10が示されて、日本は世界第2位でした。1位は、以前はデータを公開していなかった中国でした。

日本が約45万件だったのに対して、中国は約108万件と日本の2・4倍でした。ただし、中国は人口が約14億人と、日本のおよそ12倍です。それを考えると日本のART実施件数の多さは、世界の中で際立っています。中国のデータを加えて考えてもなお、いまだに日本は、妊娠できない不妊治療件数の多さが世界トップクラスだと言えるでしょう。

不妊治療を受ける人は、まずこのような日本の現状を知ってほしいと思います。

食事や冷え予防などの自然療法を行うことは、健康状態全般のためには大切なことに違いありません。生活が乱れて、そのために体力が落ちているのであれば、なおさらです。

しかし、それだけでは妊娠に至らない人が、現実にはたくさんいます。

この本では、まず、人が妊娠するときに体内で何が起きているかについての最新知見を紹介したいと思います。それが治療を考えるときの基盤になります。

妊娠は、いまだ神秘に満ちたできごとです。そして不妊治療とは基本的に、妊娠の神秘にチャレンジし、新しいドアを一枚ずつ開けては、それに基づいた試みを積み重ねてきた医療です。そしてその試みが、命の〝秘密のドア〟をまた一枚開けてきたのです。

たとえば、精子と卵子が融合して「受精」し、その受精卵がたったひとつの細胞からふたつ、4つと分割していく様子は、これまで人が見ることはできませんでしたが、体外受精の技術が登場して初めて可能になりました。すると、それまでは「卵子は精子と出会えば受精する」と考えられていましたが、必ずしもそうではないことがわかりました。実際には受精が起きないこともあり、また、受精しても途中で発育が止まってしまう受精卵も多いことがはっきりしてきたのです。そして、そこからまた新しい治療法が考えられてきました。

よい不妊治療を受けるためには、まずは今わかっている事実を正しく知り、それに基づいた科学的な不妊治療を求めていくことが不可欠です。生殖の仕組みを「それなら小学生時代に保健体育の時間に習ったよ」と思わないでください。とくに男性は忘れている人が多いのではないかと思います。男女間に知識の差があると、カップルが治療についてちゃんと話し合うことができません。

また、不妊治療の最前線にいる専門家から見れば、昔の学校で習った知識は間違っていることも少なくありません。まだ生殖医学が進んでいなかった時代の知識では、現在の不妊治療を理解することはできません。「スマホで検索すれば、知識など無料でいくらでも得られる」と思うのは、現代の落とし穴のひとつです。無料で楽しく見られるインターネットの情報は、画面の背後にさまざまな妊娠ビジネスが動いていることがあります。そうした情報は、見た人が妊娠できる

ことより、ビジネスとしての利益を優先している可能性もあります。不安をあおったり偏った説明をしたりすることで、特定の商品や組織にお金を払いたくなるよう巧みに誘導するのです。

思い込みで落とし穴にはまることのないよう、まずは、日進月歩で解明が進んでいる妊娠の仕組みを知り、卵子の世界の真実を見ていきましょう。

第 **2** 章

命のはじまり

——ここまでわかってきた卵子の世界

妊活中の方は「何を食べれば妊娠しやすいか？」など生活上の細かいことを気にしがちですが、いちばん大切なのは「妊娠の仕組み」をよく知ることです。この知識をつけることが、妊娠への第一歩となります。

不妊治療を理解するために
にいちばん大切なこと

現代において、あなたが正しい効果的な不妊治療を知りたいと思うのであれば、いちばんの近道は自然な妊娠の仕組みをよく理解することです。なぜなら不妊とは、その自然の仕組みのどこかがうまくいかないために起きている現象だからです。

まずは、妊娠というストーリーの基本となる「あらすじ」を追うことから始めましょう。はじめに、図2－1に、妊娠の舞台となる子宮と卵巣、卵管の位置関係を示します。

図2-1　**子宮とその周辺の構造**

卵管

卵管膨大部

子宮内膜　　子宮内腔

卵巣

子宮頸管

子宮

卵管采

腟

→左右の卵巣、卵管采は近接しており、右の卵巣から排卵した卵子を左の卵管采がキャッチすることもある

子宮を上から見た図

卵管　　子宮　　卵巣

卵管采

（背中側）

受精卵が胎児にまで成長する「家」となる**子宮**は、洋梨を逆さにしたような形をしていて、妊娠していないときは鶏の卵くらいの大きさです。そして、その左右両側に、卵巣と、細い腕のような卵管がついています。これらが、それぞれを定位置に固定する靭帯や、栄養を供給し、ホルモンを届ける血管とともに骨盤の中に収まっています。ここが、私たちヒトの妊娠の舞台となります。

卵管は、個人差はありますが平均的な長さは10cmくらいです。太さはというと、外径は**卵管狭部**と呼ばれる狭いところで5mmくらい、**卵管膨大部**と呼ばれる太いところで15mmくらいというところでしょう。

ただ、内腔はこれよりずっと細い空間となり、もっとも細い部分の直径は1mmほどしかありません。

そして、この卵管が手を伸ばすよう

図 2-2　卵巣の超音波写真

卵管

卵巣の中には、発育段階が異なるさまざまな大きさの卵胞がある。大きいものは超音波検査で見ることができて、大きさも測れる

生命はこうして始まる

卵子は、卵巣の中にむき出しで置かれているわけではありません。ある程度成熟した卵子は、おつきの女官を何人も従えた姫のように、ホルモンを分泌する細胞、顆粒膜細胞と莢膜細胞（内卵胞膜細胞）に囲まれています。これらが卵子と共にひとつの袋に納まり、卵子の成熟や排卵の〝仕掛け人〟として活躍しているのが卵胞というものです。

ここは非常に大事なところですが、男性の精巣は毎日新しい精子をたくさん作っていますが、女性の卵巣は、新しい卵子をまったく作っていません。女性の卵子は、女性がお母さんのお腹の

に伸びている先にあるのが、卵子の貯蔵庫である卵巣です。卵巣はうずらの卵のような楕円の球形を想像する人が多いかもしれませんが、実際は平たいものです。厚みが0・6〜1・5cmの扁平な楕円形の臓器で、長径は2・5〜5cmとかなり個人差があります。

生殖可能な年齢の女性の卵巣の中には、たくさんの休眠している卵子と、眠りから覚めて大きくなり始めた卵子があります。卵巣の中を超音波で見てみると、図2−2にあるように1個もしくはいくつかの黒い丸いものが見える時期がありますが、これは大きくなってきた卵胞が見えているのです。

中で胎児だった時代に一生分がすべて作られ、初期の卵胞にひとつずつ包まれて「第1減数分裂」（後出の図2－7参照）の前期まで発育が進みます。そして休眠状態に入り、そのまま、ずっと目覚めのときを待つことになります。

長く保存されていた卵胞は、少しずつ日を覚まして育ち始めます。でも、目覚めたばかりの卵胞たちは、超音波検査でも見ることができない、とても小さな存在にすぎません。そして、そのまま成長を続けることができるものはごくわずかで、ほとんどはすぐに消失してしまいます。

しかし、あるものは、医師が超音波検査で見ることができる程度の段階まで生き延びることができ、脳からやってくるホルモンの指令を受けるようになります。そして、その中から毎月1個だけが**排卵**に至ります。

排卵とは、卵子が、卵巣の壁を破って外に飛び出すことです。その動力源は、大きくなって内部に液体をたくさん持つに至った卵胞の破裂です。

卵巣から腹腔内に飛び出した卵子は、卵管の先端部にある手のような形をした**卵管采**に捉えられて卵管に入ります。卵管は昔「ラッパ管」などと呼ばれていました。

排卵から着床までの流れを図2－3に示します。

卵子が卵管の中に入ったとき、卵管の中に精子がいれば、受精が起きる可能性があります。卵子は、そんなにいつまでも精子を待っていられません。

少し前まで、卵子は、排卵してから6〜12時間だけしか受精できる能力を保っていられないと考えられていました。最近になって1日以上経った卵子でも出産例があることが報告されていますが、それでも、せいぜいそれくらいです。

卵子が精子と出会う場所は、卵管の先にあたる少し広がっている部分、**卵管膨大部**です。

精子たちは卵子を取り囲み、頭部に持っている酵素を使って、卵子のいちばん外側の壁である**透明帯**を破り、卵子の中に入ろうとします。そして、1つの精子が卵子に入ることに成功したら、その瞬間、卵子を包んでいる表層顆粒が破裂して細胞膜が変化するため、もう他の精子は入ることができません。

卵子の中に入ることができた精子は、頭部に格納していた染色体を放出し、尻尾は切り離されて

図 2-3　排卵から着床までの流れ

2細胞期

4細胞期
(2日目)

8細胞期
(3日目)

桑実胚
(4日目)

受精

精子

黄体

原始卵胞

排卵

成熟卵胞

子宮内膜

胚盤胞
(5日目)

着床
(6〜7日目)

吸収されてしまいます。一方の卵子は、精子が入ると第2減数分裂（後出の図2－7参照）を完了します。

やがて、顕微鏡下で見えてくる最初の変化は、卵子の染色体と精子の染色体が**前核**（ぜんかく）というふたつの核を形成するというものです。それらが合体してひとつの核となると、この瞬間から、父親と母親からDNAを半分ずつもらった新しい命が生命活動を開始します。そのひとつの細胞が分裂と増殖を繰り返すようになり、2個、4個と自分のコピーを増やしていきます。

これらの細胞は、まもなく**分化**を起こしてそれぞれに役割が決まっていき、あるものは胎盤の一部を構成する細胞になり、あるものは胎児の心臓を構成する細胞になります。私たちの身体は約37兆個の細胞からできていると言われていますが、もとをたどれば、このようにたった1個の細胞から始まったのでした。

受精卵は、分裂と増殖を繰り返しながら、卵管を移動して子宮に近づいていきます。受精卵は自分では動けないので、卵管上皮の繊毛（せんもう）運動により少しずつ運ばれていきます。この受精卵の旅は約5〜6日かかり、子宮に到着する頃、受精卵は100前後の細胞を持つ**胚盤胞**（はいばんほう）と呼ばれる状態になっています。

この頃になると、受精卵の表面を覆っていた硬い透明帯は薄くなって、やがて捨てられてしまいます。卵管の旅の途中で、受精卵は、それを内側から破って脱ぎ捨てるのです。これは**ハッチ**

ング（孵化）と呼ばれる現象です。人間の卵も孵化していたのです。

子宮は、この孵化した受精卵のためのふとんである子宮内膜を厚くして待っています。もし受精卵がこなければ、これははがれてしまって月経（生理）と呼ばれる現象になります。

受精卵がやってきた場合は、受精卵は子宮内膜に埋没して組織の中に血管を張り始め、胎盤を作る準備を開始します。これが着床と呼ばれる現象で、新しい命はこうして子宮の中で育ち始めます。

妊娠の鍵を握る女性ホルモンの波

こうした妊娠のプロセスは、ホルモンの分泌に支えられています。

ホルモンは目には見えませんが、生命活動全般において映画監督や指揮者のような役割を果たします。卵子に「育ちなさい」と伝えるなど、さまざまな活動を促進したり、もしくは抑えたりするのです。

ホルモンはごく微量で大きな作用があり、ちょうど薬のようなものです。不妊治療では、ホルモンを化学的に合成したものが薬として随所で使われます。ただ、自前のホルモンは、自分の身体の中で作られ、身体が決める量とペースで放出されます。たとえば、身体の中では一定の間隔

をおいてパン……パン……と律動的に少量ずつ放出されているホルモンが、薬では注射でいっぺんにたくさん入るという違いはあります。また、最近は長時間効き続ける薬が増えていたりもします。しかし現代ではわかっていない違いがあるかもしれませんが、化学式は同一で、自前のホルモンと薬は、作用はほとんど同じです。

生殖を司るホルモンを分泌する器官と、ホルモンの名称、その働きについては、巻頭付録2の一覧表に示しました。ホルモンの種類は数々ありますが、中でもとくに重要なホルモンは次のとおりです。

● 脳から分泌されるもの

- **GnRH**（ゴナドトロピン放出ホルモン）……視床下部から分泌
- **FSH**（卵胞刺激ホルモン）、**LH**（黄体化ホルモン）……下垂体（下垂体前葉）から分泌

（この2つがゴナドトロピンの代表です）

● 卵胞から分泌されるもの

- **エストラジオール**（E2／卵胞ホルモン）……卵胞から分泌されるエストロゲンの代表
- **プロゲステロン**（P4／黄体ホルモン）……黄体から分泌（黄体はじつは卵胞と同じものです。

図2-4　月経周期に伴うホルモン分泌量や卵胞の変化

GnRH（ゴナドトロピン放出ホルモン）は、脳の下垂体に働きかけてLH（黄体化ホルモン）とFSH（卵胞刺激ホルモン）を出すよう指令する

卵胞は破裂して卵子を送り出すと、名前は「黄体」となり、役割も変わります）

ホルモンは、いつも同じように出ているわけではありません。生殖年齢の女性の身体では、これらのホルモン分泌量が常に上下していて、28日前後のサイクルを織りなしています。これを**月経周期**もしくは**周期**と呼びます（図2－4）。

図を見てわかるように、ひとつの周期の中でこれらのホルモンは、異なる時期に増えたり減ったりします。1周期のうち、排卵をはさんで前半を**卵胞期**、後半を**黄体期**と呼びます。また、排卵の頃を**排卵期**と呼ぶこともあります。

周期は、月経の初日を第1日とします。周期が28日として書かれる本が多いですが、実際には人によってまちまちです。排卵から月経の開始までにあたる黄体期の日数は個人差が小さいのですが、卵胞が育つ時期である卵胞期の日数がばらばらなのです。同じ人でも、何らかの理由によって周期（月経の第1日から次の月経が始まる前日まで）の日数は変化します。医学的には、その正常範囲は25～38日と考えられています。

排卵期におりものが増える理由

FSH（卵胞刺激ホルモン）は、卵胞を大きく成長させるホルモンです。

図2－4を見るとわかるように、基本的に卵胞期にはFSHが出続けますが、排卵の数日前——ちょうどエストラジオールの値がせり上がってくる頃にいったん下がってから、排卵時に再び上昇します。そして黄体期に入るとしばらく下がり続けますが、妊娠しなかったとわかると、次の周期の卵胞を育てるために上昇してきます。

このFSH、そしてLH（黄体化ホルモン）は脳の下垂体（下垂体前葉）から出ます。そして下垂体は、視床下部というところから出るGnRH（ゴナドトロピン放出ホルモン）の支配を受けています。

会社組織にたとえて言うなら、まず視床下部という部長がGnRHを出し、その命令で係長の下垂体がFSH、LHを出して、それを受けた部下の卵胞が育つという仕組みです。

成熟してきた卵胞は、自分からエストラジオール（エストロゲンの一種）を出します。これは子宮に「卵胞が育ってきた。まもなくそちらへ行くかもしれないから、準備をしておいてくれ」と合図をするホルモンで、子宮内膜を厚くします。さらに、子宮に受精卵を運ぶ卵管にも作用します。

身体の外見においても、エストラジオールには皮膚のつやなどを増して女性を美しく見せる働きがあります。「エストロゲン（estrogen）」という名称は「estrous（発情性の）」と「genesis（成る）」という言葉から作られています。

エストラジオールには子宮頸管から分泌される**頸管粘液**（おりもの）を増やす働きもあります。子宮頸管とは子宮の入り口にあるくびれた部分を指します。腟は、平素は強い酸性となっていますが、それは乳酸菌のデーデルライン桿菌が腟の上皮に多く存在するグリコーゲンから乳酸を作り、環境を酸性にしてカビや雑菌を防いで清潔を保っているからです。

しかし、体液というものは弱アルカリ性が普通であり、酸性の環境は、菌だけでなく精子にとっても非常に過酷な状況です。そこで、排卵が近づくと、弱アルカリ性の頸管粘液が増えてきて、精子の通り道を作るのです。精子は頸管粘液に守られながら、頸管粘液の川をさかのぼるように子宮内へ進んでいきます。

このように、エストラジオールの量が増えてくると、子宮も卵管も子宮頸管も、みんな「卵子が成熟してきた」と知り、排卵に向かってスタンバイするのです。このタイミングで、脳はLH（黄体化ホルモン）を大量に放出して、卵胞に「排卵せよ」という指令を与えます。これをLH**サージ（大波）**と呼びます。

脳は卵巣からだいぶ離れたところにありますが、脳も容易に、卵巣でエストラジオールが増え

てきたと知ることができます。ホルモンは、放出されると血液中に入り、血管を通って全身を回るものだからです。

このように、それぞれのホルモンは固有の役割を持ち、お互いの様子を把握しながらチームで仕事をしています。あるホルモンの量が増減することによって他のホルモンの分泌量も変わる仕組みは**フィードバック**と呼ばれ、増加が増加を招く場合は**ポジティブ・フィードバック**、増加が減少を招く場合は**ネガティブ・フィードバック**と言います。

先ほどFSH（卵胞刺激ホルモン）は排卵の前にいったん下がると言いましたが、それは、FSHがエストラジオールの増加に対するネガティブ・フィードバックで減少していると考えられます。卵胞期の途中で卵胞を育てるホルモンが減るのは、いちばん大きくなったただ1個の卵子しか排卵させず、残りの排卵候補たちを消してしまうことと関連していると考えられています。

"恋人モード"から"母親モード"に切りかわる

排卵が起きると、卵子を送り出したあとの卵胞はつぶれ、形だけでなく名前も**黄体**と変わります。消えてしまうのではなく、卵胞を形成していた細胞の多くは残って次の仕事にとりかかるわけです。それは、**プロゲステロン（黄体ホルモン）**というホルモンを分泌して、子宮内膜を育て

る仕事です。

プロゲステロンという名称には「妊娠（gestation）のための（pro）ステロイド（steroid）ホルモン（hormone）」という意味があります。先ほど、排卵前に増えるエストロゲンには、その名に「発情」という意味があると説明したのを覚えていますか。つまり女性の身体は、ここで"恋人モード"から"母親モード"に移るのです。

着床がうまくいって妊娠が成立すると、プロゲステロンとエストラジオールの両方の分泌がぐんぐん増加していき、妊娠の継続を助け続けます。

しかし、妊娠が成立しなかった場合はプロゲステロンとエストラジオールの値は下がり始め、そうなると子宮内膜は維持できなくなって剝がれ落ち、血液と共に体外に排出されます。これが**月経**です。

プロゲステロンが下がり始め、月経がまもなく始まるかという頃になると、再び卵胞を育てるFSHが増えてきます。早くも、次の月経周期の準備が始まっているのです。

このように、異なる働きを持つ4つのホルモンの波が次々とうまく立ち上がることによって、卵巣では卵胞が育ち、排卵が起きて、子宮も受精卵を育てる準備ができます。

基礎体温を記録すると月経周期が見える

月経周期は、女性に気分の変化をもたらすことが知られています。これも個人差がありますが、女性によっては、黄体期に気分が落ち込みやすくなったり、いらいらしたりします。これが日常生活に支障が出るほどになると**PMS（月経前症候群）**と呼ばれます。黄体期は肥りやすくなるとも言われますが、これは黄体期は黄体ホルモンが活発に働いて受精卵を育てる態勢に入るため、身体に水分をためこみやすくなったり、食欲が増したりするためです。

月経周期は、もっとも安静にしているときの体温、**基礎体温**（朝、目覚めて起き上がる前に計測する）も変化させます。

黄体ホルモンは体温を普段より0・5℃ほど上げるので、排卵後、基礎体温は高温期が続き、それが下がり始めると月経になります（図2−5）。

この基礎体温の計測は、日本では長い間、妊娠したければ必ず行うべきことのように考えられてきました。ひとつには排卵日が推測でき、妊娠しやすい日の見当をつけることができるからです。たしかに卵子が受精能力を保つ時間は短いので、妊娠可能日は知りたくなります。

排卵日は、月経が規則正しくくる人は「次の月経予定日から2週間さかのぼった頃」と考えて

54

計算することができます。また、頸管粘液（おりもの）が増加してくること、胸が張ってきたり、性的な気持ちが高まってくることなどで排卵日の接近がわかる女性もいます。でも、月経不順の場合は計算ができませんし、自覚症状がある人ばかりではありません。そこで基礎体温計測の出番となります。

また、基礎体温の変化は、ホルモンの波がうまく来ているかどうかを推察するひとつの手がかりともなります。グラフが通常の形と大きく違う場合は、ホルモンがうまく出ていなかったり、過剰だったりする可能性があります。

しかし、検査についてお話しする第３章で詳しく触れますが、本書では、基礎体温の計測は必ず要るものだとは考えていません。排卵日の推測やホルモンの検査としては、正確さという

図
2-5　**女性の基礎体温の変化**

排卵期を過ぎると黄体ホルモンの作用で高温期となり、それが下がってくると月経が始まる。低温期と高温期の体温の差は0.5℃ほど

点で超音波検査や血液検査に劣りますし、精神的な負担になってしまうこともあるためです。

このように妊娠の知識には、古くは重要だったけれど、現代では状況が変わってきているものが少なからずあります。でも、これについてはあとでお話しすることにして、先へ行きましょう。

出産に至る確率は４回に１回

これまでに見てきた卵子が受精して着床に至る仕組みは、見事というしかありません。ただ、これらが常に順調に進むかといえば、それはなかなか難しいのです。

どれくらい難しいかというと、じつは、もっとも妊娠しやすい年頃の健康なカップルでも、うまくいく月経周期のほうが少ないのです。

子どもが欲しくなって避妊をやめれば、次の月（月経周期）には妊娠するだろうと思っているカップルはよくいます。しかし実際にはそうならないことが多く、その理由は圧倒的に卵子にあります。じつは女性は、赤ちゃんになれる卵子を毎月排卵しているわけではないのです。

子宮も卵巣も、男性のほうもまったく健康ですべてがうまく働いても、その月に排卵した卵子自身に力が足りなければどうしようもありません。

ただ通常は、このことはほとんど問題になりません。たいていのカップルは、何周期か過ごす

うちに出産できる卵子が排卵してきて、そのうち妊娠するからです。

精子と卵子が出会って出産に至る平均的な確率は、4回に1回くらいだと考えられています。

現実に、避妊をしない健康な男女では、1年以内に約8割が妊娠することが知られています。ですから、避妊をやめたのに妊娠しないととまどいを感じている人も「どうしてかな」と思っているうちに妊娠してしまうのです。

ただ、そこには「女性が若ければ」という条件がつきます。

今は高齢妊娠の年代で妊娠しようとする人が多くなったので、待っていても、なかなか妊娠しない人が増えてきました。出産に至ることができる卵子が排卵される確率は、40代では年間に何回もないだろうと言われています。

つまり、若い世代では避妊をやめて数ヵ月も経てば妊娠するカップルが多いのですが、40代では時間がかかる可能性が高く、やがては待っていても妊娠しない状態になります。

そのため、子どもが欲しいのにまだ授かっていない高齢の夫婦は、自然に妊娠するのを待っているうちに産めない時期に入ってしまう可能性もあります。現代の不妊は、この不安から受診する方がもっとも多いのです。そこには、次に述べるような卵子の特殊な作られ方が関わってくるわけです。

毎日30個の卵子が消えていく

しばらく卵子の一生を追ってみましょう。

人の身体では、まだ胎児とも呼べない発生（受精）から約2週間後の時点で、早くも、卵子、精子のもとになる**始原生殖細胞**が作られます。

その後、始原生殖細胞は、その子が女の子であれば卵子のもとになる細胞に分化していき、卵巣のもとになる性腺へ移動します。しかしその子が男の子であれば、男の子だけが持つY染色体にのっている遺伝子が発現して、始原生殖細胞を精子のもとになる細胞に分化させます。

女の子の胎児では、卵巣ができると、その表面にある**皮質**と呼ばれる部分で、卵子を作る細胞である**卵祖細胞**が現れます。これが盛んに細胞分裂を繰り返して、卵子の初期の姿である**卵母細胞**がたくさん作られます。その数はピーク時には700万個にものぼると言われています。この生まれたての卵子は、できたそばから、前述の卵胞という卵子を育てる袋に包まれて**原始卵胞**と呼ばれる状態になります。

しかし妊娠4ヵ月くらいになると、胎児の卵巣で卵母細胞を作り続けてきた卵祖細胞は、姿を消してしまいます。ですから、卵子は新しく作ることができないのです。

さらに卵子は、作られたと思ったら、すぐに大変な勢いで消え始めます。妊娠初期の胎児期に700万個も作られた卵子は、生まれる頃には100万〜200万個程度になっています。そして思春期を迎える頃には卵子の数が30万個程度になっています（図2−6）。

女性は、これらの卵子を携えて生殖可能な時期を迎えるのです

図 2-6　卵子の数は胎児期をピークに減少していく

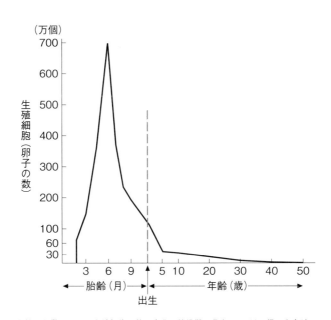

女性の卵巣における生殖細胞の数の変化。胎児期に作られた700万個から急速に減っていき、10〜12歳頃には約30万個に（数値は報告者によって少し違いがある）

Baker, T.G., *Biol Sci*, 1963 を改変

が、その後もさらに、若い女性ならば毎日30個ほどのペースで卵子を失っていきます。そして、卵巣の中の卵子の残り個数が1000個くらいになると、月経周期が成立しなくなり、閉経となります。卵胞の中でホルモンを作っている顆粒膜細胞なども卵子と一緒になくなるので、ホルモンの波によって成り立っている月経周期が巡らなくなるのです。

このように卵子というものは、ほとんどが消えてしまう運命にあります。ですから、子どもになれる卵子はもちろんのこと、毎月1個排卵している卵子でさえ、きわめて幸運な例といえます。一生の間に女性が排卵する卵子はトータルで400～500個といわれますが、これは体内で作られた卵子700万個から見れば、1万個に1個より低い確率です。

それでも自然の仕組みはよくできていて、妊娠のチャンスというものは、本来、けっこうたくさんあるのです。ただ現代女性は、その多くを見送ってしまっているだけです。

年齢が高くなればほとんどの卵子は消えてしまうものの、中には40年間くらい卵巣の中で生き続け、元気な赤ちゃんになって生まれてくる卵子も存在します。この事実は、考えてみれば驚異的なことで、神秘的ですらあります。

ふつう細胞の寿命というものは、たかだか3ヵ月くらいしかありません。私たちの身体の約37兆個ある細胞たちは、ほとんどが3ヵ月単位で入れ替わっているのです。精子などは約80日でできて、10日間もすれば死滅し、白血球に食べられ吸収されてしまいます。

目覚めてから半年かけて排卵に至る

それなのに、なぜ卵子だけが40年間も生きられるのでしょうか。ここには「休眠している」という卵子の特性がかかわっているのでしょうし、おつきの細胞たちの活躍も大変なものなのでしょう。でも、そのメカニズムについてはまだ何もわかっていません。

卵子たちは、どのように休眠から目覚めて育ち始め、中途で消えたり、排卵に至ったりするのでしょうか。ここでは、卵子の成長を少し詳しく見ていきましょう。

卵巣を超音波で見ると卵胞がどんどん大きくなっていくのが見えますが、その時期の卵胞には、単に袋のサイズが大きくなるだけではない、さまざまな変化が起きています。

まず、卵子の核の中にある身体の設計図、**染色体**に注目してみましょう。

卵母細胞は、胎児期に作られて**第1減数分裂**の前期まで進み、そこで休眠状態に入り、そのまま貯蔵されていると説明しました。

減数分裂とは、細胞分裂の特別な形で、生殖細胞に特有なものです（図2−7）。卵子、精子といった生殖細胞は、成熟するまでに、自分の染色体の本数を半分に減らさなければなりません。

通常、ヒトの細胞の核の中にある染色体は23種類（常染色体22組＋性染色体1組）のものが2本ずつあるので合計46本です。しかし生殖細胞は、受精すると相手の染色体と自分の染色体が合体するので、それぞれが46本の染色体を持っていたら受精卵の染色体が92本になってしまい

図 2-7　生殖細胞の減数分裂の仕組み

第1極体

2n

1次卵母細胞

2n→4n

第1減数分裂

2次卵母細胞

2n

第2減数分裂

第2極体

n

卵子

n

受精すると
2nになる

2次精母細胞

2n

1次精母細胞

2n→4n

2n

精細胞

n

n

n

n

精子

n

n

n

n

1つの卵母細胞から1つの卵子、1つの精母細胞から4つの精子が作られる。2nは染色体がペアで存在することを示す。卵子の減数分裂でできた極体は、退化して消滅していく

ます。そこで、生殖細胞は、あらかじめ自分の染色体の数を半分にしておく必要があるのです。

減数分裂は第1減数分裂と第2減数分裂の2期に分けられ、卵子は、休眠から目覚めると第1減数分裂の途中から成長を再開します。

卵子が「目覚める」とは、休眠中は何もしていなかった遺伝子が、あるとき何かの理由で再稼働し、受精に向かって成長の工程を再開するということです。ちなみに、卵子の内側で進むこのような発生学的な変化は、不妊治療では「成熟」と表現されます。

卵巣の中で、一体どんな法則があって次に目覚める卵子の順番を決めているのかは、まだわかっていません。ただわかっているのは、卵巣では、月経周期の何日目であっても、毎日、次々にたくさんの卵子が目覚めているということです。

卵子の成熟が本当に完了するのは、精子が入って受精してからと考えられています。また、目覚めから排卵までの日数を見ると、なんと約半年もかかります。その過程の全体像と、各時期の大きさや名称を示したのが図2−8です。

ここで、「おや、保健体育の授業で習ったことと違う」と思った方もいるかもしれません。多くの方は、排卵の仕組みを教わったときに「卵子は、排卵する月経周期のはじめに『今月の卵子たち』が一斉に目覚めて競い合い、その中でもっともよいものが選ばれて排卵する」というイメージを持った方が多いのではないでしょうか。

図 2-8　**卵胞が育ち、排卵するまで**

卵胞の呼び方		特徴	成長の日数	
原始卵胞		顆粒膜細胞に発達する細胞に囲まれている。	↑ 3カ月以上 ↓	
1次卵胞		1層の顆粒膜細胞に囲まれる。		
2次卵胞	前胞状卵胞	顆粒膜細胞が多層化して、莢膜細胞、透明帯などができる。		↑ 約3カ月間 ↓
	胞状卵胞	ゴナドトロピンの受容体が発達する。卵胞腔が形成される。自然妊娠では、この大きさのものから排卵する卵胞が1つに決まる。	↑ 約14日間 ↓	
	成熟卵胞（グラーフ卵胞）	顆粒膜細胞、莢膜細胞が多量のエストラジオールを分泌して子宮などに着床の準備をさせる。内腔が大きくなると、破裂して排卵となる。		

原始卵胞が目覚めてから排卵に至るまでには約半年かかる。排卵前の周期（図では第3周期）になるとFSHの影響を受けて卵胞が急速に成長する

（上）『病気がみえる vol. 9 婦人科・乳腺外科 改訂3版』をもとに作成、（下）Adashi, E. Y., *Reproductive Endocrinology, 3rd edition*, 1991を改変

それは、昔はごく小さな卵子のことがわからなかったので、そう教えるようになったのだと思います。現在では、卵子は排卵する周期の約6ヵ月も前から起きているし、決まった日に一斉に目覚めるわけでもないことがわかっています。

実際には、女性が月経周期の何日目にあろうとも、卵子たちは次々と目を覚ましていくのです。それをイメージとして示したのが、図2−9です。

ある卵子が消えずに成熟していく場合、その過程は2つの段階にわけて考えることができます。第1段階は、脳からのホルモンとは無関係に、卵母細胞が自発的に目覚め、成熟していく段階です。この時期に卵胞は**1次卵胞**まで成長しますが、あまりに

図2-9　卵胞は毎日たくさん目覚めている

卵胞は月経周期に関係なく毎日目覚めているため、図中の太い矢印で示したある期間を見てもわかるように、卵巣の中にはいつもさまざまな段階の卵胞がある

Gougeon, A., *Human Reproduction*, 1986を改変

も小さいので、医師が診察で観察することはできません。

その次の段階は、卵胞の中に腔が生じて、そこに**卵胞液**と呼ばれる液体が溜まってくる**2次卵胞**の段階です。

目覚めてから3〜4ヵ月間生き残ってきた卵胞は、排卵可能な周期の前々月には、成熟してこの段階に到達して脳からのホルモンに支配されるようになってきます。このあと、卵胞がさらに成長して数㎜になってくると、医師は、超音波検査で卵胞を観察することができます。

排卵するたった1つの卵子はどのように選ばれるか？

2次卵胞は、脳から分泌されるFSH（卵胞刺激ホルモン）に影響されるようになりますから、成長の度合いが一気に加速していきます。その様子も先ほどの図2−8を見るとよくわかります。

しかし、ヒトの自然な妊娠では、排卵していく卵子は基本的にたった1個——他の卵子は卵胞もろともしぼんでしまうのです。FSHがたくさん分泌され卵胞たちが育ち始めると、ある時点でいちばん大きくなっている卵胞が、排卵に向かって進めるたった1個の卵胞に決定されます。

英語ではこの現象は「dominance（優越）」と呼ぶのですが、本書では**セレクション**と言うこと

にします。選ばれたものは**優勢卵胞、主席卵胞**などと呼ばれますが、ここでは**主卵胞**とします。このセレクションのために、人間は1回で妊娠する子どもの数が原則的に1人となります。

ただ、このセレクションは、卵子の質をしっかり見極めて1個の卵胞が選ばれているわけではなく、偶然性が働いています。そのときの卵胞の大きさ（成熟の程度）で決まると考えられているのです。

これまでお話ししてきた卵子が目覚めて排卵に至るまでの過程をイメージに表すと、図2−10のよ

図 2-10 排卵する卵子が決まるまで（イメージ）

卵胞がホルモン（FSH、LH）の影響を強く受ける時期

卵胞の成長期
約6ヵ月

排卵される卵子が
1つに決まる時期
（セレクション）
約7日間

卵胞の成熟期
約7日間

目覚めた卵子は徐々に消失していき、セレクションの時期を過ぎると、数個〜10個程度となる。その中から選ばれた1つの卵子だけが成熟し、排卵に至る

うになります。

セレクションの段階までたどり着ける卵子は、そうたくさんあるわけではありません。若い人なら平均10個程度、高齢妊娠の人なら、かなり大きなばらつきはありますが数個くらいが平均でしょうか。

1回の出産で何匹も子どもが生まれる他の哺乳類であれば、これらの生き残ってきた卵子たちはそのまま育ってもよいのです。じつは、一度に何匹も子どもがふたつあり、複数の胎児が育ちやすい形になっています。しかしヒトには、双子や三つ子以上の妊娠は避けようとする仕組みがあり、進化の過程で左右の子宮がくっついてひとつになりました。子どもが1人（1匹）だけ生まれることを

図
2-11　**成長途中の卵胞の中の様子**

透明帯　　卵子　　卵胞腔
（卵胞液が詰まっている）

外莢膜細胞

内莢膜細胞

顆粒膜細胞　　　基底膜

成長が進むにつれて大きくなり、排卵直前は卵胞腔に卵胞液が詰まってパンパンにふくれる

単胎と言いますが、ヒトは他の動物とは異なる身体に進化してきたため、基本的に子どもは単胎で産むという戦略をとったと考えられます。おそらく二足歩行と大脳の発達が、ヒトの出産を負担の大きいものにしたからでしょう。身体に比して、ヒトの胎児は頭部が大変大きくなっていますし、一方で母親の子宮や骨盤は小さくなっています。

セレクションの時点から、卵胞を育てるFSH（卵胞刺激ホルモン）の量は減っていき、それまでの8割程度になります。でも、いちばん大きかった卵胞だけはFSHに対する感受性が高まり、ますます大きくなっていくことができると考えられています。最終段階である排卵寸前の卵胞は**グラーフ卵胞**と呼ばれますが、卵胞腔の部分にたくさんの卵胞液をたくわえてパンパンにふくれており、最大時の大きさは20mm前後にもなります。図2－11は、卵胞の中の様子を示した図です。

その一方で、排卵しない他の卵胞たちは自分を壊してしまう現象、**アポトーシス**を起こして、しぼんでいってしまいます。これは、**閉鎖卵胞**と呼ばれます。

排卵する卵子がいちばん良いとは限らない
——体外受精の戦略

ここで、ちょっと寄り道をして、治療法のお話をしておきます。

不妊治療では、**排卵誘発剤**と呼ばれる薬がよく使われるのをご存じかと思います。これを使うと、主卵胞にならなかった卵胞も成長させ、複数の卵胞を排卵できる状態に導くことができます。

注射の排卵誘発剤は成分としてはFSH（卵胞刺激ホルモン）やLH（黄体化ホルモン）と同じなのです。だから、これを薬で身体に入れることで、すべての卵胞が育ち続けるのに十分なホルモンの血中濃度を保つことができます。

セレクションの時点までたどり着いた卵胞は、どの卵胞もそれなりに強いものなので、主卵胞以外は子どもになる力がないかと言えばそんなことはありません。それは、双子や三つ子で生まれてくる子どもたちや、他の多産な哺乳類を見れば、よくわかることです。

また、主卵胞は、たしかにセレクションの時点ではいちばん大きかったわけですが、大きければ子どもになれる力がいちばん強いわけではなく、子どもになれることを保証しているわけでも

ありません。先ほど「排卵する卵胞は必ずしも子どもになれる卵胞ではない」と書きましたが、もしかしたら、子どもになれる卵胞は、その周期の候補生たちの中でいちばん大きいものではなく、2番目、3番目のものだったかもしれないのです。

つまり、候補生たちの中で、本当に子どもになれるものがどれかはわからないのです。そこで、できるだけ多くを薬で救済して、受精させてみようというのが、排卵誘発剤を使った体外受精の戦略です。そうすれば、子どもになれる卵子に巡り合える確率は上がります。

高齢妊娠の方は、子どもになれる卵胞は少なくなっていますし、一周期一周期が限られた時間の中のチャンスです。ですから、この戦略は有効に働く可能性があります。

この方法は、始まった頃には、双子、時には三つ子以上の妊娠を増やしてしまうというデメリットが大きな問題となりました。今でも、それは完全に解決されたわけではなく、不妊治療がかかえる課題のひとつになっています。とくに最近は、卵子を体外に取り出さない一般不妊治療（タイミング法、人工授精）では、排卵誘発剤による多胎妊娠が問題になっています。

でも、卵子を体外に取り出す体外受精の場合は、子宮に戻す受精卵の数を選択することができます。現在では、2個以上の卵子が受精卵になった場合、一周期に戻すものはひとつだけにする**単一胚移植**が普及しました。これにより、体外受精では多胎妊娠は劇的に減少しました。戻さなかったものは凍結して、その後の周期に使うことができます。これについては、あとでまた詳し

精子の作られ方と男性不妊

これまで卵子の話ばかりをしてきましたが、ここからは精子についてお話しします。

男の子になる胎児はホルモンの働きで男性生殖器が作られ、始原生殖細胞から精巣の中に精子を作る**精祖細胞**や、精子の成長を助ける**セルトリ細胞**などができていきます。でも男性が実際に精子を作り始めるのは誕生後、それも思春期を迎えてからです。

思春期以降の男性の精巣では、精祖細胞が、生涯、細胞分裂を繰り返して精子を新しく作り続けます。女性と違って男性は、精巣の機能に問題がなければ高齢になっても新しい精子を作り続けることができるのです。

精子は図2-12のように、初期には尻尾のない、丸い形をしています。

精巣の内側には**精細管**という非常に細長い管が多数あって、その管の内側を覆う膜の中に、精子を作り、育てる細胞があります。精子は成熟するにつれ管の内腔のほうへ移動し、最後の段階で尻尾ができると、精子は精細管の中を泳げるようになります。その管は、精巣の上にある**精巣上体**という部分につながっています（図2-13）。精子たちは、ここに貯蔵されて出番を待つの

です。

精子ができ始めてから一人前の精子となるまでの日数は、約80日です。出番を待っていられるのは10日間ほどで、使われなかった精子は吸収され消えてしまいます。そして、毎日1億個ほどもできてくる新しい精子に席を譲ります。

精子の頭部の中には、子孫へ生命の情報を伝えるDNAが格納されています。精子は、これを抱えて卵子のいるところまで自力で泳がなければならないので、活発に動く尾を持ち、首のやや太くなった部分には、その動力源であるミトコンドリアを持っています。また、卵子の固い殻透明帯を溶かすための酵素も頭部の先端に準備しています。

図 2-12 精子の成熟

〈射精までの日数〉

精子もはじめの精祖細胞の時期は丸い形をしている。体内で作られてから約80日で一人前になる

性的興奮が起きて射精が起きる際には、男性ホルモンの代表テストステロンというホルモンが深くかかわっています。

1回の射精では1億ほどの精子が出ていくと言われていますが（実際には著しい個人差と日によって増減があります）、卵子への道のりは、先に書いたように酸性の環境などとの闘いもあって厳しいものです。最終的に卵子と出会える場所である卵管膨大部に行くまでに

図 2-13 **男性生殖器と精子の構造**

男性生殖器

〈精巣の内部〉

精巣上体
精細管
精管

膀胱
精管
陰茎海綿体
尿道
陰茎
前立腺
精巣上体
精巣　陰嚢
精嚢
直腸
射精管

精子

核（DNA）
中心体
ミトコンドリア
先体
鞭毛
頭部
体部
尾部

は数十分から１〜２時間を要し、その時点で精子は100〜1000個になっています。精子がもともと少ない場合は、卵子に到達できるものがとても少なくなってしまい、なかなか受精が成立しません。

卵子の中に入れる精子は１個だけなのですが、自然に受精するには最初に一定の数が必要とされます。

これは、卵子の周りにある透明帯などの硬い部分を突破するには、大勢の協力が必要なためだと思われます。このとき精子は、頭部から酵素を出して透明帯を溶かそうとするのですが、それは、たくさんの兵士が来て難攻不落の砦を落とそうとしているようなものです。

精子の状態については、数の他にも運動性、形などいくつかの指標がありますが、これについては検査のところで詳しく述べます。

精液検査に消極的な気持ちを抱く男性は少なくないのですが、じつは、精子が少なかったり、動いていなかったりするために起きる不妊には、非常に効果的な方法があることは覚えておいてください。

胚培養士（エンブリオロジスト）が顕微鏡下で精子を卵子に入れる**顕微授精**が、そうした男性不妊に対するきわめて有効な治療手段です。詳しくは第５章でお話ししますが、顕微授精では、精子が１個しか得られないカップルであっても妊娠が可能です。

男性不妊とは、ほとんどの場合は、何らかの理由で精子が卵子にたどり着けないことが不妊につながるわけです。ですから治療の戦略としては、体外受精、顕微授精で精子を直接的に卵子へ届けたり、カテーテルで子宮まで精子を送り込む**人工授精**を行ったりすることになります。

受精のプロセス

精子が女性の子宮や卵管内で生きていられる日数は一般的に言って、3〜5日程度です。卵管膨大部で待っている間に、幸運にも卵子がやってきたら、精子たちは、それを一斉に取り囲みます。排卵してから精子が行く、つまり卵子が精子を待つ状態もあり得ますが、卵子の受精能を保っている期間が短いことを考えると、精子が先にいることのほうが多いはずです。他の多くの哺乳類動物では、卵巣と卵管は離れていますが、じつは、これはヒトの特徴です。ヒトの卵管采がどのような仕組みでうまく卵子をキャッチできているのか、その詳細はまだ知られていません。

卵管は、実際には骨盤の形に沿って丸くカーブするので、左右の卵管、卵管采は近い位置で向き合うことになります（前出　図2−1参照）。そのため、ときには、右の卵巣から排卵した卵子を、左の卵管采がキャッチすることもあります。また左右の卵巣は、一般的には交互に排卵する

と言われていますが、実際にはそうならないこともあります。その月にどちらが排卵するのかは、左右の卵巣を観察して育ってきている卵胞の様子を見なければわかりません。

さて、実際の受精を見てみますと、卵子と精子は、ものすごく大きさが違います。卵子は0・1mmほどもあり、ヒトの細胞としては巨大といえるほどの豪華さで、ぎりぎり肉眼でも見ることができます。これにひきかえ、精子は全長でも0・05mm程度しかありません。

しかし、おびただしい数の小さな精子たちは、もう必死です。卵子をみんなで取り巻き、外側の殻、**透明帯**を溶かす酵素を出す頭部を卵子にくっつけて、しばらくの間、卵子の周囲でとても激しく動いています。

受精は、誰よりも早く卵子のいるところに来た精子が、まるで陸上競技の勝利者がゴールテープを切るように卵子に飛び込むイメージでよく語られます。しかし、顕微鏡下で受精の瞬間を見られるようになると、精子はサーッと卵子に飛び込むことなどできないし、イメージとしては前述のように団体競技のような感じだったということがわかりました。

やがて、卵子を取り囲んだ精子たちのうち、どれか1個がすっと透明帯を通過し、その後、卵細胞膜内に突入します。

するとその精子は、**PLCζ**という物質を放出します。これが、新しい生命のスイッチがオンになる瞬間だと考えられています。PLCζは、卵子の中でカルシウムを繰り返し大量に放出し

ます。

この現象が起きると、もう他の精子は卵子に入れなくなります。そして、卵子は第2減数分裂の仕上げの過程を終え、成熟を完了します。精子も頭部に持っていた自分のDNAを放出して、卵子と精子はそれぞれ**前核**と呼ばれるものを形成します。

この前核が合体すると、ついに新しい命のDNAのセット、**ゲノム**のできあがりとなり、そのときから赤ちゃんの身体を作り上げることを目指した細胞分裂が始まります。刻々と成長していく胚は、卵管から子宮に運ばれます。卵管を移動する5〜6日間に、受精卵の姿は図2−14のように変わっていきます。

卵管は伸縮する筋細胞でできていて、受精卵ができる頃になると、ホルモンの影響を受けて動きが活発化しています。卵管の内側には繊毛という動く毛のような組織もあって、これが重要な役割を持っています。クラミジア感染症になるとこの繊毛が傷んでしまうため、卵子がうまく運ばれず不妊や子宮外妊娠の原因になります。

子宮にやってきた受精卵は、子宮内膜に埋もれて着床します。着床して数日のうちに、受精卵の細胞の一部は、胎盤のもとになる**絨毛**という組織になっていきます。子宮は自分ではない存在を受け入れ、自分の身体の中で胎児が胎盤を作り、血流から酸素や栄養をもらうようになることを快く許

人体には自分以外のものを拒む免疫の働きがありますが、子宮は自分ではない存在を受け入

図 2-14　受精後の受精卵の変化

① 2前核

中央に見える2つの丸い形のものが、卵子と精子それぞれから形成された前核。

② 2細胞

受精翌日になると、細胞分裂が開始。

③ 4細胞

④ 8細胞

受精後3日ほど経つと、8分割まで細胞分裂が進む。

⑤ 桑実胚

受精から4日ほど経った状態。分割した細胞同士が密着してくる。

⑥ 初期胚盤胞

受精から5日ほど経つと、細胞質の内部に隙間（胞胚腔）ができはじめる。

⑦ 胚盤胞

胞胚腔が次第に広がっていき、将来、胎児になる部分（内部細胞塊）や胎盤になる部分（栄養外胚葉）が判別できるようになっていく。

⑧ 拡大胚盤胞

さらに発育が進むと、胞胚腔がさらに広がり、胚を覆っている透明帯が薄くなる。

胚の状態によって成長の速度は異なるが、受精後から細胞分裂が進み、およそ5〜6日間で胚はこのように変化していく

します。この寛容さこそ、妊娠の大いなる神秘のひとつです。最近少しずつ出てきた報告によると、これには、どうやら受精卵自身から出ているホルモンやサイトカイン（免疫に関係する特殊なタンパク質）が大きくかかわって子宮の拒絶反応を抑えているようです。

　絨毛は、**hCG（ヒト絨毛性ゴナドトロピン**：Human chorionic gonadotropin）という、妊娠を継続させるために重要なホルモンを分泌し始めます。妊娠した場合、黄体を生かし続け、プロゲステロンを大量に分泌させるのはこのhCGの働きです。これは尿中に出るので、感度のいい試薬であれば受精後2週間くらいすると――ちょうど月経の予定日頃です――妊娠の判定検査が可能になります。

　不妊とは、これまでお話ししてきたストーリーの、どこかがうまくいかなくなっている状態です。

第 3 章

不妊検査の
最新事情

広く普及している不妊検査でも、最近になってあまり意味がないとわかってきたものも数々あります。どんな検査が必要で、それにはどんな意味があるのか、ポイントを押さえて効率よく受けるのがベストです。

「不妊症」の意味

この章から不妊治療についてお話ししていきます。

ただ、最初にお話ししておきたいのは、不妊症というものはいぶん違うところがあるということです。では、いったい何を調べているのでしょうか。かなりたくさんの方が、はじめに受ける検査は「不妊症かどうかを調べる検査」だと思っているようですが、これは正しくありません。

医学的には、不妊症かどうかを決める基準は「妊娠しない期間」だけです。単に、一定期間妊娠しない状態を**不妊症**と呼び、不妊の理由や検査結果は一切問われていません。

その期間は各国の学会が決めていて、国によって不妊症の基準は違います。日本産科婦人科学会は、長い間これを「2年間」としていました。しかし、晩産化の影響もあってだいぶ以前から海外では「1年間」でしたので、2015年には日本でも1年間に変更されました。期間を決めた根拠は、一般的に避妊をしていないカップルは、1年以内に約8割、2年以内に約9割が妊娠すると考えられてきたためです。ですから、妊娠しない期間が1年経っていれば自動的に不妊症

だということになりますが、この名前には、実際的な意味はあまりないと思います。

もしも42歳で結婚した人が、「不妊症かどうかわからないから1年間様子をみよう」ということにしたら、妊娠しない場合は43歳になってしまいます。

「なかなか妊娠しない」「早く妊娠したい」と思って医師に相談するのは、いつでもかまいません。基礎体温をつけていなくてもかまわないし、月経中でも問題はありません。

ただ、そうは言っても、いちおうの目安が知りたいという方は多いので、表3−1にあげておきます。表にある「心配な症状・病歴」とは、日本生殖医学会ガイドラインを参照すると、月経異常、子宮筋腫、重症の子宮内膜症、抗がん剤や放射線治療の既往、男性の精巣手術の既往・ED、

表 3-1　不妊相談に受診するタイミング

女性が34歳未満	1年間妊娠しない場合
女性が35歳以上	半年間妊娠しない場合
女性が40代 心配な症状・病歴などがある女性・男性	子どもが欲しいと思ったとき
何らかの理由でセックスができない	

異常が見つかったほうが早く妊娠する？

不妊治療を始めるときは、身体に妊娠を妨げているところがないかを、「現在の医療レベルで可能な範囲で」見ていきます。検査の結果、異常がないと言われると「よかった、私たちは間もなく妊娠できる」と思う人がいますが、その解釈は違います。

この最初の検査で問題がはっきりとわかるケースは思ったよりずっと少なく、半分くらいです。これまでずいぶん「まだ、このメカニズムはわかっていません」と言いましたが、メカニズムがわからないものは検査もできないということです。誰にでも必ず訪れる生理現象の「加齢」が、そもそもの原因となっていることも多いのです。そのため、このように検査でどこにも悪いところが見つからない患者さんが、今とても増えています。

「異常なし」の結果を受け取った人は、一般的にはステップアップと呼ばれる方法で、負担の小さい治療から順にやっていくことになります。これは、あとで詳しく話しますが、最初は排卵とセックスのタイミングを合わせるタイミング法を何回か行います。それで妊娠しないようなら精子を子宮内に直接届ける人工授精へ、もしくは体外に取りだした卵子に精子をふりかける体外受

84

精へと進みます。

半分くらいの人は、検査で何か上手くいっていないところが見つかります。その場合は、それに対する対策を考えることで、そのカップルによりいっそう合った治療プランを作ることができます。

ですから、意外に聞こえるかもしれませんが、同じ年頃の人なら、異常が見つかったカップルのほうが早く対策が取れ、早く妊娠します。

ただ治療といっても、不妊治療においては、問題そのものを治し、なくしてしまう治療は多くありません。典型的なのは、精液検査の結果がよくなかった場合でしょうか。たとえば、元気な精子が通常より少ないことがわかっても、一部の方を除き、元気な精子を増やす治療はまだありません。中には、男性器に生じる静脈瘤、**精索静脈瘤**のように手術で精子の状態が改善するケースもあるのですが、実際にはあまり行われていませんし、治療効果もはっきりしていません。また、薬などで精液所見を改善する科学的根拠のある治療法はありません。

こうした手術が行われにくい理由には・手術の効果がない人も一定数いることや、男性不妊専門医のマンパワー不足があります。そして、やはり妊娠を希望する女性の高齢化が大きな理由です。手術を受けて精子の状態が改善しても、女性の年齢が高ければ、結局は妊娠できないかもしれません。

女性が高齢で、男性に精索静脈瘤がある場合、手術をしてステップアップの治療を積み重ねている間にも卵子の時計は進んでしまいます。　顕微授精を選択するケースが増えて男性不妊の治療が増えないのは、そんな事情によります。

そのかわり、不妊治療の世界では、精子があまり泳がなくても、ときにはまったく泳がなくても、卵子と出会ったり、卵子の中に入って受精できるような治療法が発達しました。それが人工授精や体外受精です。　数が非常に少なくて動きも著しく良くない場合は、初回の治療から、精子を卵子に注入する顕微授精を行います。

このように、不妊治療は原因を治さない、そして治せないことが多いのです。妊娠させることはできるけれど、妊娠しにくい状態は変えようとしないちょっと変わった治療です。ですから「不妊治療は治療とは言えないのではないか」と考える人もいます。

しかし、病院やクリニックで産婦人科医が行っている不妊治療とはそういうもので、実際には、問題は残したままでも子どもを授かることはできるわけです。そして、不妊の原因となるものは、ほとんどの場合、放置しておいても患者さん本人の生活や健康に害を与えません。まして や現代では不妊の最大の理由は加齢ですから、不妊治療をしているカップルのほとんどは病気を抱えているわけではなく健康な人たちです。

検査の種類

実際にどんな検査を受けるかは、患者さんの症状や医学的条件、医療施設の方針や保有する検査機器、保険診療の患者さんかどうかなどいろいろなことを考えて判断することになります。保険で行える検査の変更もありますので、かかった医師と相談してください。

参考までに、浅田が自費診療の患者さんにスクリーニング検査（健康診断のように症状がなくても受ける検査）として提案している検査項目を表にまとめてみました（表3−2）。たくさんあるので驚かれるかもしれませんが、とくに自覚症状などがない患者さんが、保険で治療を始めるときに受けるのはこの一部です。

超音波検査でわかるトラブル

それぞれの検査と、それによってわかる問題について説明していきます。

表 3-2　不妊治療を始めるときに受ける検査

●女性の検査

検査の種類		受けるタイミング	解説
問診		初診時	「避妊をやめてからどれくらい経つか」など、これまでの経過や治療歴、病歴など気になっていることを聞く。
内診		いつでも	子宮などの生殖器に疾患がないかどうかを見る。
超音波検査		いつでも	卵巣の様子、卵胞の発育、子宮内膜の状態を見る。
卵管造影検査		月経終了から10日目までの間	卵管に詰まりがないかを調べる。造影剤を子宮内へ注入して卵管造影やレントゲン検査で確認する。体外受精を希望する人は必要ないが、一般不妊治療を受ける人は行う。
血液検査	LH-RHテスト（GnRH負荷テスト）	月経周期3日目前後	不妊のもっとも基本的な検査。脳下垂体から出て、卵胞を育て排卵に導くFSH（卵胞刺激ホルモン）とLH（黄体化ホルモン）の量が正常かを確認する。通常の採血のあとGnRH（ゴナドトロピン放出ホルモン）を血中に注入し、30分後に再び採血をする。1回目の採血でホルモンが不足していても、GnRH注入後に数値が改善していれば、脳の視床下部の不調が疑われる。
	PRL（プロラクチン）検査	月経周期2〜5日目	プロラクチンというホルモンの量を見る。母乳育児に必要なホルモンのひとつで、多すぎると妊娠しにくくなる。
	プロゲステロン（P4）検査	排卵の5〜7日後	黄体化した卵胞から分泌され、妊娠を維持するのに必要なホルモンであるプロゲステロンの量を調べる。
	AMH検査	いつでも	卵巣に残っている卵胞の数を推測するための検査。体外受精を行う際に採れる卵子数と相関関係がある。
	抗核抗体検査	いつでも	異常受精にかかわる核に対する自己抗体の有無を調べる。
	抗リン脂質抗体〈抗CLβ2GP1抗体〉検査	いつでも	流産しやすいと言われる抗リン脂質抗体症候群を診断する。
	クラミジア抗原・抗体検査	いつでも	卵管癒着などにかかわるクラミジア感染症の過去と現在の情報を得る。
	甲状腺が作るホルモンの検査	いつでも	隠れた不妊の原因になるバセドウ病や橋本病など、甲状腺機能にかかわる疾患の有無を調べる。
	精子不動化抗体検査	いつでも	精子を異物とみなしてしまう自己抗体の有無を調べる。陽性の場合、精子が体内に入ったときに動けなくなるため、顕微授精がすすめられる。
	血液型の検査	いつでも	血液型不適合妊娠につながる Rh−（マイナス）の人を見つける。
	風疹の検査	いつでも	生まれる子の先天性風疹症候群を予防するため、抗体がなければワクチンを打っておく。

超音波検査

超音波検査ではいろいろなことがわかります。まず、卵巣の中の卵胞が見えますし、子宮や卵巣に病気がないかといった基本的な婦人科検診は、超音波検査で大体行うことができます。

検査にかかる自己負担の費用は、保険適用の場合は1回あたり1500円、自費診療では6000円くらいです。

[子宮筋腫]

子宮の問題の中でもっとも多く見つかるのは、良性のこぶである子宮筋腫です。

生殖年齢にある女性の2割から4割は子宮筋腫があるといわれ、高齢妊娠の年代の人は

●男性の検査

検査の種類		受けるタイミング	解説
問診		初診時	「避妊をやめてからどれくらい経つか」など、これまでの経過や治療歴、病歴など気になっていることを聞く。できればパートナーの女性と一緒に来院し、男性も医師と話すことが望ましい。
精液検査		いつでも	2〜3日ほど禁欲したあと、自宅か治療施設で採取した精液を検査する。精子が泳いでいる様子を顕微鏡で観察し、運動の様子、数、形などを確認。ただし、精子の数は日による差が非常に大きい。
血液検査	ホルモン検査	いつでも	精子を作る機能にかかわるホルモン（ＦＳＨ、ＬＨ、テストステロン）の量を調べる。
	血液型の検査	いつでも（必要な人だけ）	パートナーの女性の血液型が、不適合妊娠につながるRh−（マイナス）だった場合は、男性も検査する。

このほか感染症などの検査もある。検査項目は保険診療の場合は限定的で、また施設によっても異なる。女性は治療中、超音波検査やホルモンの検査が繰り返し行われる

とくに多いので、病気と言えるかどうかわからない気もします。月経が重いことで気づくこともありますが、一般的には無症状で、超音波検査で初めてわかることが多いようです。

筋腫は、あっても正常に妊娠できる方が多いので、超音波検査で、浅田はそのような患者さんに対しては、まずは他の不妊治療を優先します。しかし場所と大きさによっては、筋腫が受精卵の着床を妨げます。そうしたトラブルが起きている可能性が高いと判断したら、その時点で筋腫を取る手術を検討します。

最近は手術以外にも、血流の遮断によって筋腫を小さくする**子宮動脈塞栓術**などの方法が紹介されていますが、妊娠後の子宮の血流、卵巣の血流に悪影響を及ぼす可能性があるので、すぐに妊娠予定のない人も含めて、これから妊娠したい女性にはおすすめできません。

[子宮内膜症]

超音波検査で見つかる子宮の病気で、次に多いのは**子宮内膜症**です。子宮内膜症は、さらに妊娠のしやすさと関係する婦人科疾患です。しかし、超音波で見つかるのは子宮内膜症が進行した**チョコレート嚢胞**（卵巣内にチョコレートのように内膜が溜まる）、もしくは子宮内膜が子宮の筋層の中で生育した**子宮腺筋症**です。初期の子宮内膜症はわかりません。

子宮の中で内側を覆っている基底層の上で増殖するはずの子宮内膜が、子宮以外のところで生

育し、月経周期が巡るたびに増殖したり、はがれたりするのを繰り返すのが子宮内膜症です。月経痛がきついという自覚症状があります。

不妊治療の専門医から見ると、子宮内膜症は腹腔内の炎症や癒着から卵管の動きが悪くなり、卵子の**ピックアップ障害**（排卵した卵子を卵管内に取り込む仕組みの不具合）が起きやすくなる病気です。そして、ピックアップ障害には、体外受精がとても効果的なので、それを行って早く妊娠することをおすすめします。

昔の女性の妊娠についてお話ししたときに触れたように（第1章参照）、子宮内膜症は妊娠によって大きく改善する人がたくさんいますので、2人目の妊娠では自然妊娠ができる可能性は低くありません。

進行した場合には手術という選択肢もありますが、卵巣のチョコレート嚢胞は、手術で取ってしまうと、原始卵胞が大きく減ってしまう可能性があり、妊娠を希望する方にはおすすめできません。子宮内膜症の治療には、妊娠率が上がるという根拠のあるものはありません。

[多嚢胞性卵巣症候群（PCOS）]

超音波検査では、卵胞の大きさを見ることができます。生殖年齢にある女性は、卵子の個数が十分ならばいくつかの卵胞が見えることが多く、その直径を測定することができます。排卵した

あとには、破裂したあとのつぶれた卵胞が見えます。卵胞の状況を見るこの検査は、不妊治療中、常に行われます。

全体の6〜8％の方は**多嚢胞性卵巣症候群**（**PCOS**：Polycystic ovary syndrome）が見つかります（図3‐1）。PCOSの人は、丸い玉でできたネックレスのように、卵巣の中に小さな卵胞がたくさん並んでいるのが見えます。卵胞が排卵できる大きさに育たないで、いくつも溜まっているのです。

月経不順や無月経、不正性器出血、多毛、にきびや吹き出物、不妊といった症状のうち、いくつかを伴いやすいと言われています。PCOSの場合は、薬でホルモンを調節して排卵させます。PCOSの女性は、放置すれば妊娠しにくい人で、卵巣にある卵子の数がもと

図
3-1　**多嚢胞性卵巣症候群の超音波画像**

卵巣の内側に黒い玉のように連なって見えるのが、排卵できる大きさまで育たずに溜まっている卵胞

もと多いという特徴があります。その様子をたとえて言えば、卵胞を育てるホルモンが「10人集まれ」と号令をかけると、30人くらいやってきて収拾がつかなくなってしまうのがPCOSの人の卵巣です。

しかし、この体質の人は、卵子が減ってくる高齢妊娠の治療ではかえって有利になります。PCOSの人は40代の人でも結構な数の卵子が採卵できることもあり、比較的高齢になっても体外受精の治療効果が期待できます。

● 卵管造影検査

卵管造影検査は、卵管がちゃんと通じているかを見る検査で、レントゲン検査が一般的で保険が適用されています。

造影剤を子宮腔内から注入して、レントゲンもしくは超音波で卵管を観察する検査です。卵管が通じていれば、造影剤は卵管の先からこぼれますが、詰まりがあると途中で止まってしまいます。超音波でこの検査を行う場合もあります。保険適用になっていませんし、医師の熟練は必要ですが、患者さんにとってはレントゲンで行うよりも痛みが軽いことがメリットです。

レントゲンの検査は造影剤によって費用が変わり、自己負担額で1万〜1万5000円、自費診療の超音波による造影検査は1万円くらいです。

卵管の検査は、ひどく痛む人がいることで有名ですが、実際は施設差がかなり大きいのです。強い圧力はかけないようにするなど、痛みを軽減する工夫をしている施設では、ひどい痛みを訴える人はほとんどいません。

痛い検査がつらくて不妊治療をやめてしまったり、怖い口コミに恐れをなして治療を始めることもできない人が多いのはとても残念です。卵管が詰まっている人はそんなに多くはないのですが、卵管造影検査はとても重要な検査で、欠かすことはできません。また、軽い詰まりであれば造影剤が通るときに開通させてしまうこともあり、検査後数ヵ月間は妊娠しやすくなると考えられています。治療にもなり得る検査だということです。

卵管が詰まる理由は、骨盤内の炎症による癒着だと考えられています。炎症のおもな原因は、クラミジア感染症や子宮内膜症です。

卵管が詰まっている場合、開通させる手術、**卵管鏡下卵管形成術**を受けて自然妊娠を期待する方法もあるのですが、これは、どの施設でも行っている治療ではありません。もともと炎症で卵管の内側にある繊毛が傷んでいることが多いので、卵管を無理に開通させても、受精卵の輸送という機能を回復させることはできず、効果に限界のある治療です。高齢妊娠の増加によって手術と自然妊娠を試みる時間的余裕がない人が増えたこともあって、一般的には、受精卵や精子が卵管を通ることなく妊娠できる体外受精・顕微授精が行われています。

血液検査でわかること

月経周期の中で、卵胞期、排卵の前後、黄体期など、さまざまな時期に採血をして血中に存在するホルモンの量を調べるのが不妊のための血液検査です。ホルモンは脳や卵胞から分泌され、血液の中に入ります。

おもな項目をいくつか挙げてみますが、これは自由診療で浅田が行っている検査項目です。保険診療でできる検査もあり、その数は増える可能性があります。実際に検査を受ける際は医師にお聞きください。

● LH-RHテスト（月経周期3日目前後のFSH・LH値）

ホルモンの量は月経周期の中で激動していますが、周期3日目あたりの値は不妊治療では**基礎値**と呼ばれ重要です。

この日は複数回採血します。まずは普通に採血し、次に**GnRH**（ゴナドトロピン放出ホルモン）を注射してから再び採血します。これで、卵胞を育てる下垂体ホルモンである**FSH**（卵胞刺激ホルモン）と**LH**（黄体化ホルモン）が適量出ているか、GnRHにはどう反応するかがわ

かります。

基礎値（GnRHを入れる前の値）は、FSH、LHともに10mIU／ml未満であれば、よほどの低値でない限りほとんど心配ありません。

ホルモン量が少ない場合、原因が視床下部なのか下垂体なのかが判定できます。たとえば、もしFSH、LHが低値で、GnRHを入れたあとに上がれば、これはGnRHが不足していたわけで、GnRHを分泌する視床下部に問題があるということになります。

量が少ない場合は、ホルモン不足で卵胞が育ちません。GnRHを入れても上がらなければ、FSHやLHを分泌する脳の下垂体そのものの問題である可能性が高まります。また、無理なダイエットなどで無月経になっている場合も、十分な分泌量になりません。

多すぎる場合も、妊娠しにくくなっているサインです。これは、ホルモンが「育て！育て！」と必死に言っているのに、卵子が期待にこたえられていないことを表しています。卵胞の反応が低下しているのです。

● プログステロン

プログステロン（P4）（黄体期中期の黄体ホルモン値）

プログステロン（P4）は、増殖期の子宮内膜を分泌期に変化させて着床の準備を整え、着床後には妊娠を維持するために活躍してくれるホルモンです。15ng／ml以上あれば大丈夫です。

黄体機能不全という病名がありますが、もともとそうした異常を持っている人はいなくて、その周期に卵胞が正常に成長して、きちんと排卵したかどうかを見る検査だと思ってください。排卵がうまくいった場合は、排卵後の卵胞がちゃんと排卵して黄体になって、この黄体ホルモンを大量に作ってくれます。排卵がうまくいかなければ、黄体ホルモンも十分に分泌されません。排卵したかどうかは、超音波検査でもつぶれた卵胞が見えたりするのでわかりますが、ホルモンも検査してダブルチェックしているわけです。

● TSH（甲状腺刺激ホルモン値）

首の「のど仏」の下にあり、**甲状腺ホルモン**を分泌しているのが甲状腺ですが、この部分の病気があると、妊娠に影響があります。

甲状腺ホルモン低下症は、いままで隠れていた不妊の原因として注目されるようになりました。甲状腺ホルモンは細胞の代謝に関係するホルモンで、受精卵が発育する時期、妊娠期にはこのホルモンが十分に出ていることが必要です。

● PRL（プロラクチン）

脳の下垂体にある**プロラクチン**分泌細胞が作るホルモンです。基本的に、妊娠中、授乳中に高

い値を示し、母乳の分泌を促します。

しかし、このホルモンは妊娠していないときにも高すぎる値を示すことがあり、この状態は**高プロラクチン血症**と呼ばれ、排卵が妨げられます。また、値が高い状態は脳腫瘍や下垂体の病気のサインとも考えられているので、そうした病気がないことを確認するとともに、プロラクチンを下げる薬を使用します。しかし、月経が正常であれば、あまり妊娠への影響はありません。30～40ng／㎖以下であれば大丈夫です。

● **抗精子抗体**

精子を異物とみなして攻撃してしまうのが**抗精子抗体**です。抗精子抗体はいろいろなものがありますが、重要なのは子宮頸管で精子が動けなくなってしまう**不動化抗体**です。女性がこの抗体を持っていると、精子が動けなくなり子宮まで入っていけないのです。

抗精子抗体が陽性となった場合は、通常は顕微授精を行います。通常の体外受精では、卵子の周りの卵丘細胞（顆粒膜細胞）のかたまりにも多くの抗精子抗体が存在し、受精しにくくしている可能性があります。顕微授精は顆粒膜細胞をすべて落として受精させますし、精子は自分で動く必要がありません。

抗精子抗体と一口に言っても、抗体の強さはいろいろなので、実際には**抗体価**（抗体反応の強

さを示す指標)によって対応を判断することになるかもしれません。

「卵子の在庫」を調べる検査

● AMH検査

AMH検査は**AMH**(アンチミューラリアンホルモン：Anti-Mullerian Hormone、もしくは**抗ミューラー管ホルモン**とも呼ばれています)というホルモンの値を測る血液検査です。卵子の数の余裕を知って産み時を考えたり、体外受精にステップアップするかどうかを決めたりする目的で使われてきました。卵巣刺激の前に卵胞が育ちすぎる人を見つけて、OHSSを予防するためにも大事な検査です。

保険診療では、卵巣刺激法を決めるための使用がすでに認められています。卵子の在庫を知るためのAMH検査については、医師にたずねてください。すぐには治療を始めない人を対象にした**プレコンセプションケア**の一環で提供する施設も増えていて、自費で受ける場合は4000〜1万円程度です。

「卵巣年齢がわかる検査」と言われることもありますが、それは検査結果がそのような形で報告

されるためで、あまり適切な表現ではないと思われます。

この検査は大事な検査で、かつ誤解も多い検査なので、少しじっくり説明します。AMHは、胎児期の男の子に男性生殖器を作らせるホルモンとして知られてきました。女の子の胎児では、女性生殖器が十分にできあがってから、妊娠後期に出てきます。

女性のAMHは、初期の発育段階にある前胞状卵胞の顆粒膜細胞から分泌され、卵胞が原始卵胞から一次卵胞へと発育する過程にかかわっています。AMHは、どうやら成熟が早く進みすぎないようにブレーキをかける調節弁のような働きがあるようです。

やがて卵胞が発育し、9〜10mmぐらいになると、AMHは出なくなります。

AMHが血中に出ているのを測定する技術は以前からありましたが、卵胞の数のマーカーとして注目されてきたのは最近のことです。浅田は2008年から患者さんのAMHを測定し始めましたが、その頃、生殖補助医療の国際会議ではこの話題がよく出ていました。AMHがたくさん出ていれば、卵巣ではたくさんの卵子が目覚めているはずです。それならその女性は、まだ卵子をいっぱい持っており、妊娠力にゆとりがあるのではないかと当時は考えられたのです。

しかし、研究が進むうちに、AMH検査は妊娠率とは相関関係がないことがわかりました。妊娠率は結局、卵子の数より質が問われるものだった、ということです。ですから、質のよい卵子

に出会えれば、AMH検査の値が低くても妊娠できます。　現に、AMH検査の値が非常に低い人、ゼロとされた人にも妊娠例はたくさんあります。

ただ、AMH検査は、卵巣にある卵胞の数は推測できると考えられました。AMH検査の値が高い人は、体外受精で排卵誘発剤を使って採卵をすると、たくさんの卵子が採れます。その相関関係ははっきりと認められました。

不妊治療のクリニックでは、その日の採卵予定者リストにAMH検査の値がとくに高い人がいると、その人は20個、ときには30個も卵子が採れるので、採れた卵子を次々に受け取り、すべてを適切に管理するためにはそれなりの人員や準備が必要となります。これに対してAMH検査の値が低い人の採卵数は、数個もしくは1〜2個ということもあります。

たくさんの卵子が採れれば、そこに、子どもになれる卵子が混ざっている確率は高くなります。体外受精においては、採卵数と妊娠率は、正の相関関係にあります。

ですからAMH検査は、「体外受精をした場合の有効性を予想できる検査」と言えるでしょう。もし「いずれ体外受精をしてもいい」と思っている人が、自分はAMH検査の値が低いとわかったら、早めに始めたほうがいいということになります。

たくさんの人にAMH検査を使って体外受精を実施してきた経験から、浅田は、AMH値が大体1ng／mℓ以下になると卵胞が育ちにくくなっていると判断します。2〜3ng／mℓくらいが標準

的な値です。

またＡＭＨ検査は、卵巣の「個人差」の実態を明らかにしました。通常、体外受精を始めるタイミングは年齢が重要視されますが、ＡＭＨ検査が行われるようになると、年齢だけでは心許なくなってきました。まだ若くてもＡＭＨ値が低い人が、次々に見つかってきたからです。

図3－2は、浅田のクリニックでＡＭＨ検査を行った女性の値を年齢ごとにまとめたものです。

この分布はあまりにもばらつ

図
3-2

AMH値は個人差が大きい

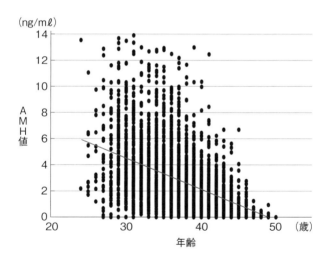

年齢別のAMH検査の結果。40代以降で値の低い人が増えるが、年齢ときれいな相関関係はなく、個人によってばらつきが大きいことがわかる

浅田レディースクリニックで2021〜2022年に検査を行った3224人のデータをもとに作成

きが大きいので、正規分布となっています。40代になると低い人が急速に増えますが、年齢だ

けでは決められないととくに痛感するのが30代の分布です。

また、20代でも非常に値が低い人がいることが印象的です。妊娠できるかどうかは年齢の影響

がいちばん大きいので、AMH検査の値が同じなら、20代の人は高齢の人と較べればずっと妊娠

しやすいです。でも、値が低い人たちは早めに妊娠しないと、卵子がなくなります。そうなれ

ば、当然のことながら、妊娠できなくなります。

30歳になったらAMH検査を受けるべき?

卵子が少ないと、30代、ときには20代で閉経してしまうことがありますが、これを早発閉経

（早発卵巣不全）と言います。まだ背景は解明されていませんが、何かの理由で生まれつき卵子

があまり作られない人がいるのです。もしくは、ちゃんと作られはしたのに、なぜか減り方が速

い人もいるのかもしれません。

こういう人が「高齢出産は35歳から」という世間の常識に従ってのんびりしていたら、大変で

す。こうした女性は全体の1％くらいを占め、生理不順などが起きる場合もありますが、自覚症

状が何もない人もたくさんいます。

そのため、浅田は「女性は30歳になったら、誰でも一度はAMH検査を受けておくべきだ」と考えています。世の女性たちの妊娠率を上げるためには、がん検診や予防注射のように、AMH検査を広める必要性があるということです。

でも、ここには難しい問題も存在します。河合は、AMH検査の値が低いとわかったところで、結婚相手が決まっていない女性はどうしたらよいのかと思ってしまいます。女性ひとりひとりが正しい情報を得て判断すべきだと考えています。卵胞の減少は不可逆的なもので、血圧などと違い、測定しても本人が改善のために努力できることがないのです。起き出す卵胞の数は毎月少しゆらぐので検査のたびに少し値が動きますが、基本的に、AMH検査の値を上げる方法はないし、下がらないようにする方法もありません。

結婚予定のない未婚女性が自分のAMH検査の値が低いとわかれば、その後しばらくして結婚したい男性に出会ったとき、自分のAMH検査の値が低かったことを告げるのか、告げるとしたらいつか、という悩みも生じるでしょう。そんな事態を想像すると、河合は、未婚の人のAMH検査は慎重に考えたほうがいいという意見になるのです。

このようにAMH検査を広めることについては意見が分かれるところです。女性ひとりひとりが自分で決断するしかありません。

しかし、すでに結婚相手もいて、子どもを持つ時期を先送りするかどうかを迷っている状況な

ら、まずは、卵子の数に余裕があるのかどうかをAMH検査で確かめることをおすすめします。年齢だけでは、迷っていられる余裕があるのかどうか、本当のことはわからないからです。「まだ○歳だから大丈夫」という感覚は、AMH検査が登場したいま、体外受精の現場では変化してきています。年齢とAMH検査の値の組み合わせで、不妊治療の方法やステップアップのスピードを考えるようになってきています。

不妊治療を始める人にとっては、AMH検査のメリットはすでに明らかです。

先に紹介した**多嚢胞性卵巣症候群（PCOS）**の発見にも、AMH検査は欠かせないものになってきました。これは卵胞がたくさんありすぎる疾患ですから、この疾患がある人はAMHの値が非常に高くなるので（大体4ng／㎖以上）、すぐにそれとわかります。40代でもAMH検査の値が高い人たちは、じつは多嚢胞性卵巣症候群の人です。

多嚢胞性卵巣症候群の人たちは、強い排卵誘発剤を使うと**卵巣過剰刺激症候群（OHSS）**を起こす可能性が高くて危険なので（第4章末〈不妊治療Q＆A〉参照）、AMH検査で確実に発見することが安全性の確保につながります。そして、このために行われるAMH検査は保険適用です。

年齢の高い人はその心配はほとんどありませんが、若くてAMH検査の値が高い人は、副作用が強く出る可能性が明らかに高くなります。排卵誘発剤の副作用として昔から怖れられてきたの

は、この、卵胞が育ちすぎてしまう卵巣過剰刺激症候群です。しかし、これは、AMH検査で多嚢胞性卵巣症候群の人をしっかりと見つけ出し、卵巣刺激法（第4章参照）を配慮すれば、重症化することはまずありません。

あとで詳しくお話ししますが、排卵誘発剤にも、卵巣過剰刺激症候群の起きにくいGnRHアンタゴニスト（アンタゴニスト）という新しい薬が普及しました（第5章参照）。AMH検査とアンタゴニストの登場により、今では卵巣過剰刺激症候群の状況は大きく変わっています。

基礎体温の計測は必須ではない

不妊治療の世界ではどんどん新しい技術が登場してくるので、基本検査の内容も刻々と変わっていくのが当然だと思います。

たとえば、先に少し触れましたが、基礎体温の計測です。基礎体温とは安静時の体温のことで、朝、目覚めたときに床の中で計測します。これを毎日記録すると、女性は原則として排卵に向かう月経周期の前半では低温期を、排卵後の後半では高温期を示します。

基礎体温の変化と月経周期の関係を初めて提唱したのは明治生まれの産婦人科医・荻野久作先生（1882〜1975年）です。荻野先生の排卵の研究は、世界に先がけて妊娠のメカニズ

に斬り込んだ画期的なものでした。

しかし、今ではさまざまな診断技術が発達しました。血中のホルモンを測ったり、超音波検査で卵胞そのものを確認したりすれば、その女性がいま月経周期のどのあたりにいるのか、きちんと排卵が起きているかといったことは、医師にはすぐにわかります。

ですから、自分で自分の身体の状態を把握しておきたいという方は測ればよいと思いますが、現代において不妊治療を行う医師にとって、基礎体温はとくに必要な情報とは言えないのではないでしょうか。海外の生殖補助医療関連学会では、**基礎体温（BBT：Basal Body Temperature）**という言葉は、もう30年くらい聞いたことがありません。

そもそも、基礎体温をグラフ化すると、正常な場合はきれいに低温期と高温期ができることになっていますが、教科書通りのグラフにはなかなかなりません。それでも、妊娠には差し支えないことが多いのです。

逆に、きれいなグラフに見えても、実際には排卵していないことがあります。LH（黄体化ホルモン）が放出されても卵胞が破裂せず、その中で黄体ができてしまうという現象です。これは**黄体化非破裂卵胞（LUF：Luteinized Unruptured Follicle）**と呼ばれています。この場合、黄体はできるので、基礎体温を上昇させる黄体ホルモンは分泌されます。ですから、グラフの上ではちゃんと高温期に入り、本人は「排破裂しない理由はよくわかっていません。

卵した」と思ってしまうでしょう。

ところが医師が超音波検査を行えば、卵胞は破裂しないまま大きくなって、卵巣の中に存在し続けていることがわかります。多くは月経の頃にしぼみますが、中には次の周期まで残って**遺残卵胞**として残るものがあり、その周期の治療に支障をきたすこともあります。そのため、**遺残卵胞**がなかなか消えない場合、医師は穿刺によって卵胞をなくす処置を行うこともあります。

このLUFは意外とありふれた現象で、誰にでも、いつでも起きる可能性があります。

このように、ネットにも多くの本にも「排卵しているかどうかわかる方法」と書かれている基礎体温計測ですが、生殖補助医療の現場から見れば、かなり当てにならないものなのです。

「ガクンと下がった日が妊娠可能日」「大きく下がる月は妊娠しやすい」などさまざまな俗説もありますが、いずれも根拠はありません。体温が下がった日と排卵日は何日もずれることがありますし、妊娠しやすい卵子かどうかは基礎体温からは読み取れません。むしろ、そうした細かいことに一喜一憂したり、特別な日を逃してはならないという強迫観念を持つことがストレスとなり、精神的に疲労してしまう可能性があります。

医師にかかっている患者さんにとっては、基礎体温の計測はメリットよりデメリットのほうが大きいように思われます。もともと基礎体温というものは、黄体ホルモンによるわずかな体温の差を感知するもので、日常の活動のほうが大きな体温変化をもたらします。起き上がらずとも、

108

精子の数は日によって10倍も差が出る

少しでも身体を動かせば変わってしまうくらい微妙なものです。夜中にトイレに行ったり、エアコンをつけたり、鼻が詰まって口を開けて寝たりした場合も変化する可能性があります。

男性の基本的な検査は精液検査のみ、もしくはそこに男性ホルモン「テストステロン」を調べる血液検査を加えるくらいで、とてもシンプルです。

後述する専門医による精巣の超音波検査や触診などもありますが、それらは精液検査の結果が思わしくなかった場合に行う検査です。

精液検査は、自分でできる市販のキットもあります。しかし不妊治療のために医療施設で行う場合は、自宅もしくはクリニックで、マスターベーションによって専用の容器に採った精液

図 3-3　顕微鏡で観察した精子の様子

マス目の大きさは0.1mm。顕微鏡では、0.05mmの精子が動き回っている様子が観察できる

を提出します。専門クリニックでは、精液を採取するための専用個室を設けるなど、プライバシーへの配慮が見られるようになりました。

それを胚培養士が、底に0・1mmのマス目がついた容器に入れて、そこで動く精子を顕微鏡で観察します（図3－3）。精子は0・05mmととても小さいので、肉眼ではまったく見えません。

精子は顕微鏡下で泳いでいますが、じつにさまざまなものがいて、じっとして動かないものもいるし、個性的な形をしたものもいます。そうしたいろいろなものがあるのが、自然界におけ

る精子の健康で正常な姿です。

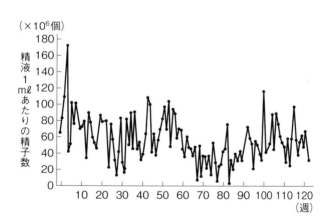

図 3-4 　**精子の量は、同じ人でも日によってこれだけ変動する**

（×10⁶個）

精液1mlあたりの精子数

その日の体調などにより、精液中の精子数は大きく変動することがわかっている
WHO manual 2010年の調査データ。『産婦人科臨床懇話会セミナー「不妊治療2014」』より改変

ただ、よく動く精子が多数いたほうが、女性を妊娠させる力は大きいので、胚培養士がカウントしてその割合を出します。直進していて動きの速い精子がもっとも妊娠しやすいと考えられています。

ただ基本的に、精液検査は結果の判断が難しい検査です。その理由は、同じ人でも日による違いが非常に大きいということです。

図3－4は、同一人物の精液を調べた結果ですが、これを見てもわかるように、同じ男性でも桁がひとつ違うくらい差があるのです。そのため、何回も測って、やっと正しい判断ができるのが精液検査というものですから、どんなに少なくても2回は測るべきです。

世界保健機関（WHO）が2021年に示した統計データによる基準値は、次のようになっています。

精液	1・4㎖以上　pH7・2以上
精子濃度	精液1㎖中に1600万以上
総精子数	3900万以上
精子運動率	42％以上
正常形態精子率	4％以上

これらの基準を下回ると、精子濃度が低い乏精子症、前進する精子が少ない精子無力症などの診断がつきます。

ただし、実際にはこの基準値より高い男性にも、人工授精などの男性不妊に有効な手段を提案しているクリニックが多いと思います。

無精子症は、精液中にまったく精子が見つからない状態を指します。

基準値と正常値は意味が違います。基準値とは、妊娠させることができた男性の検査結果を統計学的に分析して、95％の男性がこの範囲にあったということを示しているだけです。「この範囲なら安心だ」という意味ではないので、臨床的な目安にはなりません。

そこで医師は、それぞれに自分の経験から基準を決めています。浅田は、運動精子濃度（精液1mlあたりの運動精子の数）が3000万／mlを切ると人工授精を、1000万／ml以下なら体外受精、100万／ml以下なら顕微授精という大体の目安を設けています。

前述のように、男性不妊の治療は多くの場合、人工授精、顕微授精など女性に対する治療になります。精子を増やす治療がもっとできればよいのですが、女性に対する技術が先に進んでしまったので、実際にはこのような形になっているのが今の不妊治療です。

精子の状態を実際に見る検査には、ほかにフーナーテストというものがあります。

これは推定排卵日もしくはその直前にセックスを行って、その3〜5時間後に女性がクリニッ

クを受診し、子宮頸管や腟内にいる精子の存在と運動性を調べるという検査です。これは、「精液検査の結果がよくても、女性に抗精子抗体があるとよくない」ということで長く行われてきました。

しかし今は、前述したように女性の血液検査で抗精子抗体の有無は正確にわかります。これに対してフーナーテストは、検査のためのセックスという精神的負担があるうえに正確ではありません。その日の女性の頸管粘液の状態に強く左右されてしまうため、信頼性が劣ります。

ただ、日本の保険制度は、新しい技術には厳しいですが、古い検査には寛容です。ですから、古くから行われてきたフーナーテストは保険で行えます。患者さんの経済的負担が血液検査による抗体検査より小さくなります。そうした背景もあって、フーナーテストは今も一部の施設では行われているようです。

男性不妊は泌尿器科の専門医がいる施設へ

男性不妊への対処法が、多くの場合は女性の治療になるとはいえ、一部のケースでは、男性に対する治療も有効です。

精液検査の結果が思わしくない場合は、男性が、触診（精巣の大きさ、硬さ、腫れの有無など

を見る）、超音波検査（精巣や精子の通り道などの様子を調べる）、ホルモン検査（血液検査）などの精密検査を受ける価値があります。ただし、無精子症は生殖補助医療を専門とする泌尿器科医の専門分野となります。ですから、かかっている施設内にそうした医師がいない場合は、他の施設を紹介してもらわなければなりません。

ただ、河合がいろいろな施設で不妊治療を体験してきた方々にお話をうかがってみると、産婦人科医の方から「男性不妊の専門医にかかるように」とは言われないことも多いようです。ですから患者さんは、そういう専門分野があることを自分の基本知識として知っておいたほうがよいと思います。

当たり前のことですが、基本的に産婦人科医は女性を検査し、女性を治療することを学んできた医師です。じつは男性不妊の専門医はとても少ないので、クリニックでは、決まった曜日に非常勤の医師が来て外来を開いていることも多いので、そうした場をカップルで訪ねるとよいと思います。

治療法のひとつに、自然妊娠が可能になるかもしれない**精索静脈瘤**の手術があります。精索静脈瘤は精巣にできる静脈瘤です。これがあると精巣に血液の逆流が起き、腹腔内の温かい血液が熱に弱い精子を精巣にダメージを与えると考えられています。精子は体温より低い温度を好むために、精巣は胴体の外にあるのです。

114

他の部位の静脈瘤と同じように精索静脈瘤も少しずつ大きくなるものなので、年齢の高い男性のほうがこの問題を抱えやすく、晩産カップルや**2人目不妊**（1人目はとくに困らずに妊娠できていたカップルが、2人目を妊娠しようとして不妊に悩んでしまうこと／第4章末〈不妊治療Q&A〉参照）の男性と縁が深いトラブルです。これが妊娠を妨げていると疑われた場合は、手術による治療が可能です。ただし、この手術の効果は限定的です。精子所見の改善する率は、7割とする医師もいますが、5割という報告もあります。

男性不妊の専門医は、無精子症の手術も行います。無精子症にはふたつのタイプがあり、精子の通り道がふさがっている「閉塞性」のものと、通り道は通っているけれど精子を作る力に問題がある「非閉塞性」のものです。閉塞性のものに対しては、精子の道をつける手術、**精路再建術**があります。

精子そのものが作られにくい無精子症の場合も、検査のために採取した精液中には精子がいなくても、精巣に探しに行けばいることがあります。精巣から精細管を採って精子を探す顕微鏡下の手術、**Micro-TESE**もしくは**MD-TESE（顕微鏡下精巣内精子回収法）**で、保険でできるようになりました。

採った精細管は、手術室で胚培養士が受け取り、その場ですぐに顕微鏡で見て、中に精子がいないかどうかを探します。ほんのわずかでも精子が見つかれば、顕微授精では使用する精子は1個

男性が原因の不妊は約半数

こうした検査がひと通り終わった時点で、半数くらいのカップルは何らかの問題が見つかりますので、それを考慮しながら、治療のプランニングが始まります。基本検査はプランニングにとても大切なもので、受けていない検査があれば、無駄な治療法に貴重なお金と時間を費やすことになりかねません。

男性も検査を受けることはとても大切です。1978年頃の古いデータではありますが、検査によって明らかになった問題について、男女別で割合を見たものをWHOが示しています。

ですから、妊娠の期待が持てます。精子の回収にはほかにもTESE（精巣内精子回収法）があります。また、精巣ではなく精巣上体の精子を採る方法もあり、これはMESA（精巣上体精子吸引法）と呼ばれています。

男性不妊にはED（勃起障害）も含まれ、バイアグラなどの治療薬は産婦人科でも出していて、保険が使えます。

男性に原因あり　　24％

男女ともに原因あり	24%
女性に原因あり	41%
不明	11%

これは患者さんの年齢が20代中心だった時代の数字で現在とは大きく違いますが、当時は男性に問題が見つかったケースは全体の24％。男女両方に見つかったケースも同じく24％でした。ですから、合わせると、男性側に理由がある不妊は半数近かったことになります。

不妊は、古くからもっぱら女性が責められてきた歴史があります。子どもができない場合、女性は婚家を追われることもありましたが、今にして思えば、その半分近くには男性側の要因がかかわっていたわけです。このように、不妊治療では、男性が治療施設に足を運ぶことはとても大事なことなのです。

しかし、カップルが検査を終えて、その結果を「男女のどちらが悪いのか」といった観点から見るのは間違っているのではないでしょうか。たしかに、精子が少なければ治療プランは限られます。浅田は実際にたくさんの治療を手がける中で、どのような経路で卵子と精子が出会おうとも、子どもが生まれるかどうかは、その卵子が持っていたDNAと精子が持ち込んだDNAに拠るところが大きいと痛感しています。現在では体外で受精卵を作れるので、最終的には、その受

精卵が順調に育つかどうかということだけが不妊治療の問題になるのです。

また、生命誕生の非常に複雑なプロセスを思えば、まだ人類が解明していない、今の検査では知るよしもない不妊理由がたくさんあるに違いありません。どちらが悪いと言ってみても、それは所詮わかっている範囲内で言っているだけなのです。

不妊治療Q&A

Q パートナーがまだいないので、卵子凍結を考えています。注意点を教えてください。

卵子凍結は自治体の助成金制度などが話題になっています。

凍結は「精子→受精卵→卵子」の順に難しくなりますが、ガラス化法という優れた技術が開発されて凍結技術は大きく進みました（第6章参照）。今では凍結卵子も95％程度の高い率で問題なく融解することができます。受精卵は99％安全なので、それよりはわずかに低くなりますが、ほとんど変わりません。融解した卵子が妊娠に至るプロセスは通常の体外受精と同じで、精子と合わせ、受精卵にな

れば子宮に戻します。この際の妊娠率は、子宮に戻した年齢ではなく、採卵した年齢での妊娠率を期待することができます。

注意点としては、凍結卵が少ないと、妊娠しにくいということです。「何個卵子があれば出産できるのか」というと、平均値としては30代前半なら12・2個、35〜37歳なら13・6個、38〜40歳なら22・4個、41〜42歳なら40・2個という報告があります。年齢が高くなると1回の採卵で採れる卵子も減っていきます。卵子凍結を考えるなら、できるだけ若いうちに採卵することです。

卵子凍結のリスクとしては、採卵時の排卵誘発剤や麻酔の使用、針を刺すことにともなう危険性があり、通常の体外受精の採卵と同じです。

自費診療になり、浅田のクリニックでは採卵・凍結に40万円前後かかり、保管料は容器1個あたり1ヵ月4400円で40個まで保存可能です。卵子を融解したあとの体外受精も、自費診療で行うことになります。卵子凍結は、卵子が受精していないだけで、医療技術は通常の体外受精と同じです。体外受精の実績のある不妊治療施設を選択することをおすすめします。

Q 不妊検査はどこで受けられますか？ブライダルチェックとは違うのですか？

不妊治療は日進月歩の世界ですから、検査の時点から、不妊治療を専門としているクリニック、も

Q 未婚ですが、AMH検査を受けられますか？

AMH検査の実施施設は多くはありませんが、未婚・既婚問わず受けられるところもありますの

しくは専門外来にかかることがすすめられます。

「ブライダルチェック」と呼ばれる検査セットは統一マニュアルが存在するものではなく、クリニック・病院が自由に決めたメニューで行われています。ですから不妊検査にあたるものがどれだけ入っているかは病院によって違い、婦人科疾患や感染症が中心のメニューも多いようです。妊娠の可能性を知りたいのであれば、専門施設で不妊の基本的な検査を受けてください。最近、専門施設でも不妊の検査を受けるだけのコースの新設が目立ち、プレコンセプション（妊娠前の）ケアなどいろいろな名称がついています。検査を受けたからといって、すぐに治療に入らなくてもかまいません。

ただ、もしかしたら、不妊を検査するという概念は、もう捨てたほうがいいのかもしれません。実際に妊娠しようとしなければ、本当に妊娠しにくいかどうかはわからないということです。検査をして「異常ありません」と言われ、変な自信を持ってしまうことのほうが心配です。ブライダルチェックのようなセット検査で異常がないと言われた人たちが、その後、不妊に悩んでいないかといったら、そんなことはありません。

で、インターネットで調べてみてください。自己検査キットも販売されています。ただし、結果についての説明が不十分なケースもあり、低値だからといって妊娠を諦める方が出ているのではないかと心配です。本章のAMH検査についての記述をよく読んで受けてください。

Q 転院したら、検査はすべてやり直しになりますか？ 同じ検査は、できればもう受けたくありません。

施設によって対応は違うと思いますが、以前かかっていた施設で行った検査の結果は、できるかぎり新しい施設の医師に見せてください。その人の病歴、治療歴は大事な情報となります。

追加の検査が必要になるかもしれませんが、できるだけ前の施設の検査結果を活かすところが多いと思います。ただ、状況が変わりやすい項目は、新しい検査結果が必要になることもあります。

転院は決して悪いことではありません。しばらく通って妊娠しなければ、その施設は自分に合っていないのですから転院すべきです。いつまでも同じ所で同じことを繰り返していても、仕方がありません。

Q 血液検査を受ける日も、ふつうに朝食をとっていいですか？　これから初めて病院に行くのですが、何か気をつけることがあったら教えてください。

不妊の検査に食事の影響はありません。とくに初めての受診はハードルが高いと思いますから、細かいことは気にしないで、ともかく行けるときに行ってほしいと思います。どんな状況でも、できる検査はあります。　保険が適用される検査もあるので、保険証も忘れずに持っていってください。

第 4 章

一般不妊治療と卵巣刺激法

タイミング法と人工授精を併せて「一般不妊治療」と呼びます。年齢や検査の結果を踏まえ、何を目安にステップアップしていけばよいのでしょうか。不妊治療に欠かせない排卵誘発の方法も解説します。

妊娠しやすい日はいつか？ ——タイミング法

一般不妊治療とは、「タイミング法」と「人工授精」を指す言葉です。不妊の基本的な検査によって異常が見つけられなかった場合は、簡単なことで妊娠する可能性も残るので、もっともシンプルな方法であるタイミング法から始めて、それで妊娠しなかったら、徐々に人工授精、体外受精と「ステップアップ」をしていくのが不妊治療の基本です。

ですが今は、年齢が高いためにこの段階を省略し、すぐに体外受精を行う方も増えています。それだけ余裕のないケースが多いということです。とくに、高齢妊娠の方が多い施設では、タイミング法で妊娠する人は非常に少ないのが現状です。浅田のクリニックも高齢の方が多いため、妊娠できた人のうちタイミング法で妊娠した人は全体のうちのわずか2％しかいません。

しかし一般不妊治療は、第5章で紹介する体外受精などに較べてお金もかからない簡単な方法なので、それで妊娠できる可能性もあるのなら、年齢的に余裕のあるカップルは試してみる価値はあります。

河合がこれまで取材をしてきた実感から言えば、マスコミでは高度な不妊治療ばかりが注目されていますが、じつは、タイミング法を行うだけでパッと妊娠している人もけっこういるように

思います。ただし、一般不妊治療で妊娠するカップルのほとんどは、治療を始めてまもなく妊娠します。なかなか妊娠しないままいつまでも一般不妊治療を続けることは、時間の浪費につながってしまいます。

まず、最初に行われる**タイミング法**からお話ししていきましょう。これは、排卵日を推定する方法です。

排卵日の推測にいろいろな方法があるのはすでに述べたとおりで、排卵日の推測は自分でもある程度は可能です。精度は高くないものの基礎体温からもある程度は読み取れますし、2本セット1300円くらいで手に入る市販の試薬、**排卵検査薬**を使えば、排卵の引き金となるLH（黄体化ホルモン）の増加をとらえることができます。LHが出始めてから36時間くらい経つと排卵となりますので、反応が出た日と翌日は妊娠しやすい日だということになります。

ただ、卵子と精子が出会えるセックスのタイミングはその2日間だけではありません。排卵した卵子が受精できる時間は約1日と短いですが、精子は3～5日も生きているからです。

その日数より短い間隔（つまり3～5日に1回以上）でセックスをしているカップルでは、いつ排卵があっても、精子が卵管で卵子を待っていることになります。そのようなカップルには、タイミング法は必要ではありません。20代で結婚していた時代の新婚夫婦にとっては、それくらいの頻度で性生活があるのはごく当たり前のことでした。

理想は、排卵日など気にする必要がないくらいで、普段から2人で天真爛漫に、活発に性を楽しむことです。それこそが妊娠への近道です。じつは、これは生殖補助医療の先端にいる医師たちがみんな口をそろえて言うことです。

決められた日にセックスを求められることは多少なりともストレスですから、夫婦関係がぎくしゃくしてしまうこともあります。「タイミングうつ」「タイミングED」などという言葉もあるくらいです。

しかし、現代の夫婦は性的アクティビティーが低くなりがちで、タイミング法を必要とする方は多いと思います。これもおそらくは晩婚化が進んだ影響でしょう。そもそも20代と40代の性的アクティビティーが同じであるわけはありません。回数が少なくなっているカップルは、できるだけ自然な性を大切にしながらも、タイミングを意識していくと妊娠は早まります。

そして、じつはもっとも妊娠しやすい日は排卵日ではありません。

妊娠を希望する女性たちを調査した2002年の研究報告（図4−1）によると、妊娠に至ったセックスの多くが、排卵日の5日前から排卵日までの6日間に行われたものでした。

自分たちで妊娠しやすい日を探す場合は、市販の排卵検査薬を使うことが多いと思います。しかし、LHが出始めるのは排卵の36時間くらい前と言われていますから、妊娠しやすい期間の前半では、まだ排卵検査薬が反応しません。でも、妊娠する可能性がけっこうあるのです。それど

ころか、研究報告ではもっとも妊娠しやすいのは、排卵日の２日前でした。

多くの人がいちばん妊娠しやすい日だと思っている排卵日当日は、妊娠は可能ですが、じつはそんなに妊娠率が高いわけではありません。

排卵が起きると、精子の通り道である頸管粘液（おりもの）は急速に減少し、性状も変化します。卵胞が破裂してしまったのですから、頸管粘液を増やす作用があるエストラジオールを盛んに出していた顆粒膜細胞もなくなってしまうわけです。

図 4-1 **妊娠のチャンスは６日間ある**

いつ性交して妊娠したかを調査したデータ。排卵の５日前から排卵日までの６日間が妊娠しやすいタイミングとなる。もっとも妊娠しやすいのは排卵日２日前

Dunson, D.B. et al., *Hum. Reprod*, 2002 を改変

排卵検査薬が陽性になったら、その日か翌日だけがチャンスなのだと思い込んでいる人も少なくないのですが、実際はこのようにチャンスはもっとたくさんあります。

そもそも排卵は、起きる前に自分で正確に推定するのは難しいものです。ですから、排卵日にこだわることにはほとんど意味がないのです。妊娠可能かもしれない1週間をおおまかに把握する程度でよいと思います。

タイミング法の受診スケジュール

推定の正確さという点では、医師による超音波検査がいちばん正確です。

より確実に早く妊娠したい場合は、やはり早めに受診し、基本的な検査を受けて大きな問題が見つからなければ、医師にタイミングをとってもらうとよいと思います。費用は保険適用となるため、薬局で排卵検査薬を買うのも受診するのも、大差はないようです。

中には、市販の排卵検査薬を使って自分でタイミングをはかりたいのに、うまく反応しない人もいます。尿は水分の摂取量などで濃度が変化しますし、尿中のLH（黄体化ホルモン）を感知するのが難しいことがあるのです。一日2回測ってみるという手もありますが、うまくいかない場合は基本的に医師にかかるべきでしょう。また、多囊胞性卵巣症候群（PCOS）の人は、排

卵期以外の時期にもLH（黄体化ホルモン）がたくさん分泌される傾向があり、いつでも弱く陽性に出てしまうなどの不都合が起きることもあります。

自力でタイミング法を続けてもなかなか妊娠しない場合は、医療の手助けを必要としているかもしれないので、受診が必要です。

タイミング法を実施する際の理想的なスケジュールとしては、月経周期の10〜11日目くらいから通院します。この頃になると、卵胞は成長が著しい時期に入ります。卵胞の大きさが14〜15mmくらいになると「いよいよ排卵が近づいている」と考えられますから、その2日後くらいに再受診するように言われるでしょう。この時期は大体一日で1・5〜2mmくらいずつ大きくなっていき、18mm以上になったら、その日に排卵があってもおかしくない大きさです。ここで医師は「排卵の時期ですよ」と教えてくれるはずです。

薬を使って排卵させる場合は、そのあたりで排卵を起こす注射を打って帰ります。通院回数は、排卵までに1〜3回と思ってください。

ただ、この通りにいかないからといっていらいらしないでください。実際の卵胞の発育は個人差が大きく、また、同じ人でも月によって違うもので、こんな風にお手本通りにはいきません。

タイミング法は、薬をまったく使わずにタイミングだけを見る方法と、薬を使って排卵をコントロールする方法の2通りがあります。

薬を使わない方法は、医者に通わずに自分たちだけでタイミングをはかる方法とあまり変わりません。でも、月経不順などがあって、自分では排卵の時期がうまくとらえられない場合にするめられます。でも、妊娠率が高いのは薬を使うほうですが、薬が強すぎると複数の卵子が排卵となるため多胎妊娠がやや増えます。

妊娠できる期間のセックスの回数は、多いほうがよいと考えられています。精子はできてから日が経っていないもののほうが運動性が高く、妊娠させる力が強いことが今日では明らかになっています。男性への無理強いは禁物ですが、これまでよく言われていた「3日間禁欲をすると精子の状態がよくなる」などという考え方は間違っています。

排卵後は、受診して確実に排卵したことを超音波検査で確認し、前述の「LUF（黄体化非破裂卵胞）」などが起きていないかどうかを調べます。排卵後の卵巣を見ると、袋の中の水分がまだ残っていればつぶれた形をした卵胞が確認できますが、まもなく見えなくなります。ですから一般的に言って、超音波で見て卵胞が消えていたら、排卵されたということです。また、黄体期の中盤（排卵から7日目くらい）にも一度受診し、血液検査をして、妊娠の維持に必要なホルモン「プロゲステロン」の値を調べます。

そして妊娠判定の日を設定します。妊娠判定は、排卵から14〜15日目です。

医師にかかり、薬を使ってタイミング法を行う場合の費用は保険でカバーでき、1周期あたり

130

人工授精は高齢妊娠なら2回前後を目安に

タイミング法の次に検討され、タイミング法よりは少し妊娠率の上がる不妊治療は、人工授精（IUI：Intrauterine Insemination）です。夫の精子を使う**配偶者間人工授精（AIH：Artificial Insemination with Husband's Sperm）**や提供精子を使う**非配偶者間人工授精（AID：Artificial Insemination with Donor Sperm）**といった名称が長年使われてきましたが、最近は婚姻の多様化が進み、IUIという略号が一般化してきました。

人工授精では、内診台の上で、図4‐2のように細い管（カテーテル）を子宮内に挿入し、洗浄して雑菌などを取り除いた精液を注入します。管は柔らかいので、挿入時に痛みはありません。これで、精子にとってはいちばんの難所である子宮までの道程が省略され、泳がなければならない距離も短くなります。

こうした利点から、人工授精は次のようなケースですすめられます。

・タイミング法でなかなか妊娠しない場合

の自己負担額は3000〜4000円です。年齢や回数の制限はありません。

・精子の状態が思わしくないが、体外受精の必要性があるほどではない場合

・EDなどがあってセックスが難しい場合

精液は、自宅で採取した精液を専用の容器に入れて持参するか、クリニックの採精室で採ったものを使います。数時間の差であれば、自宅で採った精液でも問題ありません。朝に採取したものを午前中に持ってきてもらえれば大丈夫です。また、運搬中の保温や冷却は不要です。

持参した精液は胚培養士が洗浄し、遠心分離機にかけて**精子懸濁液**

図 4-2 人工授精の方法

精子

卵管

卵巣

子宮

腟

腟から細い管を入れて、調整した精液を子宮へ注入する。

にします。精液を遠心分離機にかけると精子は底のほうに溜まるので、それを集めて少量の培養液に入れたものが、精子懸濁液です。

精子はすべてが上に向かって進めるわけではないので、通常のセックスでは、射精されたすべての精液が子宮に入るわけではありません。

腟や子宮頸管には乳酸菌であるデーデルライン桿菌がたくさんいて乳酸を作って腟内を酸性にしているので、殺菌作用があり、精子が子宮に進入するときには精液中の雑菌はなくなっています。ですので、人工授精でも採取した精液をそのまま注入してはいけないのです。

図
4-3　　人工授精の実施回数と妊娠率

人工授精の実施回数と妊娠率を調べたデータ。1回目から5回目を見ると、妊娠率はほぼ横ばいとなっている

浅田レディースクリニックで2013〜2022年に実施した1万4093症例のデータをもとに作成

タイミング法と同様に、薬をまったく使わずに行うこともできますが、薬を使うことで妊娠率を上げることができます。

経口の排卵誘発剤を使った場合の人工授精の妊娠率は、1周期あたり5〜9%と一般的に言われています。ただ浅田のクリニックは年齢層が高く、臨床妊娠率（後出）でデータを取ると、妊娠率はそこまで伸びないのが現状です。

回数別に妊娠率を見ると、回数を追うごとに低下すると

いうこともなく、何回目であ

図 人工授精で妊娠できる人は
4-4 ほぼ5回目までに妊娠している

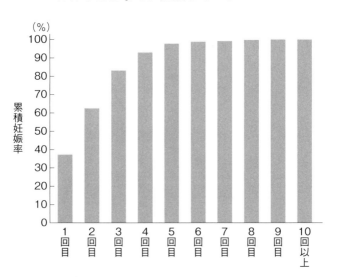

人工授精をした人の累積妊娠率。人工授精で妊娠できた人の90%近くは、5回目までに妊娠している

浅田レディースクリニックで2013〜2022年に実施した5571症例のデータをもとに作成

っても妊娠率はあまり変わらないようです（図4－3）。

しかし、人工授精を実施した人全体の累積妊娠率（図4－4）を見ると、6回目以降の伸びはごくわずかです。

これは、それ以上人工授精を続ける夫婦が少ないためです。つまり、人工授精は、5〜6回以内で妊娠できなければ、ほとんどの人が体外受精にステップアップしていくということです。

人工授精で妊娠できるかどうかの目安としては、精子の運動率や数も気になります。こちらを調べてみると、浅田のクリニックでは、精子の数が極端に少ない場合の妊娠例はわずかでしたが、前述（第3章 図3－4）のように、精液の状態は日による違いが非常に大きいのです。同一人物で、数では平均6倍、運動率では平均4倍もの差がありました。このことを考えると、精子の状態だけでは、人工授精を続けるかどうかを決めるのはやや難しいところがあります。

この人工授精にかかる費用は、1周期あたりの合計金額で保険診療だと管理料を入れて1万円くらいで、体外受精と違って回数や年齢の制限はありません。自費診療では2万〜3万円くらいです。

体外受精へのステップアップ

人工授精では、精子の数も運動率も比較的高いのに妊娠しない例が数多くあります。これは、精子以外の要素が関係している可能性が高いと考えられます。

たとえば、排卵した卵子がちゃんと卵管に取り込まれていないのかもしれません。これを**ピックアップ障害**と呼びます。また、精子と卵子が出会っているのに、何かの事情で受精が起きにくいのかもしれません。精子が卵子の透明帯を破って中に進入することができないのかもしれないし、透明帯は破れたけれどその下にある卵細胞膜の中に入れないのかもしれません。これは**受精障害**と呼びます。

こうしたことは現在の不妊検査ではわからず、本章で紹介した一般不妊治療（タイミング法や人工授精）でも確認のしようがなく、体外受精に進んで初めてわかってくることです。

現在では基本的に、不妊治療は、全体で2年以内に結果を出すプランを考えるべきだと言われています。ひとつの方法を試みて妊娠しなかったら、次の方法にステップアップするということをやっていくと、だいたいそれくらいの期間に収まるからです。

効果のきわめて小さい医療行為を繰り返す行為は、医師にとっては医療倫理を問われるもので

すし、患者さんにとってもつらいものです。その2年間のうち、タイミング法や人工授精といっ
た「一般不妊治療」は、若い人でも1年以内を限度とすべきと考えられています。保険適用が拡
大されて体外受精へのステップアップはずいぶんハードルが低くなりました。心理的抵抗感や仕
事との両立への不安はあるかもしれませんが、妊娠率の低い治療を繰り返していると不妊治療が
非常に長引き、終わりの見えないトンネルとなってしまいがちです。

幸いなことに、人工授精で妊娠できなかったカップルが体外受精に進むと、初回の妊娠率がか
なり高いという特徴があります。排卵した卵子のピックアップ障害や受精障害が妊娠を妨げてい
たカップルなら、体外受精、顕微授精はこれらの〝特効薬〟ですから、すぐに妊娠するというわ
けです。

浅田のクリニックで統計をとったところ、初めて行われた体外受精の**臨床妊娠率**（尿検査によ
る妊娠反応が陽性であっただけではなく、超音波検査で胎児の入っている袋、**胎嚢**（たいのう）が確認でき、
継続の見込みが高くなった妊娠の率）が、全体では32・6％であったのに対し、人工授精からス
テップアップしたばかりのカップルでは62・5％と2倍近くも高いものになっていました。

排卵誘発剤とはどんな薬か

不妊治療では、タイミング法でも人工授精でも体外受精でも、排卵誘発剤の使用が主要な戦略になるので、ここで最初の説明をしておきましょう。

排卵誘発剤は、次のような目的で使われます。

1. 排卵が起きにくい人に排卵を促す

……「卵胞が育つ→排卵する」という流れを作り出すホルモンの分泌に過不足がある場合、それを薬によって整え、卵胞を排卵に導きます。

2. 〈体外受精の場合〉複数の卵胞を育てて採卵し、妊娠率を高める

……卵胞が複数育てば、子どもになれる卵子と巡り合う確率が増えます。

3. 排卵日を人為的に決定する

……発育期間の確保と排卵・採卵のスケジューリングのために、薬で自分のホルモンの分泌を抑え、人工的なホルモンの波を作ります。

つまり排卵誘発剤は、順調に排卵している人に対しても、2や3の目的で使われるわけです。

薬は薬効が異なるさまざまなものがありますが、**排卵誘発剤**と総称されています。

タイミング法でも人工授精でも体外受精でも、最後に行うことが違うだけで、排卵誘発剤の顔ぶれは変わりません。その人の状況や治療法に合わせて、種類、用量、タイミングを探りながら使っていきます。

さまざまな卵巣刺激法

排卵誘発剤と呼ばれる一群の薬を使って卵子を得ようとすることを**刺激法、卵巣刺激、卵巣刺激法**などと言います。刺激法には、大きく分けて、**簡易刺激** (mild stimulation) と**調節卵巣刺激** (controlled ovarian stimulation) があります（表4−1）。

卵巣の刺激法のバリエーションはじつにいろいろなものがありますが、どれも一長一短で、万人にとってベストな方法は存在しません。順に説明していきましょう。

● 簡易刺激

一般不妊治療で、確実な排卵を目的によく行われている方法。排卵がいつくるかよくわからな

表 4-1　卵巣刺激法の種類

調節 卵巣刺激 （標準刺激）	アゴニスト法	ロング法	アゴニストを前周期の途中から使う方法。ダウン・レギュレーション（第5章参照）を利用するため、卵巣の機能にある程度余裕がある人に向いている。ただ、卵巣過剰刺激症候群（OHSS）という副作用のリスクが高く、安全に刺激が行えるアンタゴニスト法の登場により、メリットがなくなった。
		ショート法	アゴニストを月経開始から使う方法。フレア・アップ（第5章参照）を利用するため、卵巣の機能にあまり余裕がない人を対象とする。
	アンタゴニスト法		複数の卵胞を育てる方法で、体外受精ではこの方法が主流。ヒト閉経期尿性ゴナドトロピン（hMG）を投与して卵胞を育て、育ったらヒト絨毛性ゴナドトロピン（hCG）もしくはアゴニストで排卵を起こさせる。いずれも注射で投与するが、アゴニストは点鼻もある。卵子が一定数以上採れる人に向いている。アゴニストを使えばOHSSを予防できる。
	PPOS法		卵巣刺激の際に、排卵抑制のため黄体ホルモンを併用する方法。黄体ホルモンは内服薬が使用できるため、身体・経済的負担が少ない。
簡易刺激 （低刺激）			タイミング法や人工授精、高齢妊娠などで卵子が多数採れない人の体外受精に向いている。クロミフェンなどの飲み薬を服用し、ゴナドトロピン放出ホルモンの分泌を促す。適宜、hMGを加えることもある。

い月経不順、無月経の女性に対して、より確実に1個の卵胞を排卵させるために有効な刺激方法です。

そして、体外受精にも簡易刺激は使われています。体外受精では薬の投与量を増やして複数の卵胞が育つことを目指しますが、この場合は、通常の卵巣刺激法である「調節卵巣刺激」を行っても十分な数の卵子が採れない患者さんに行います。

内服薬である「クロミフェン（商品名はクロミッド、フェミロンなど）」もしくは「シクロフェニル（セキソビットなど）」や「アロマターゼ阻害剤（フェマーラ、アリミデックスなど）」のいずれかを月経周期2〜3日目から毎日飲みます。卵巣刺激法に使われる薬については、第5章 表5-2参照）。

クロミフェンは、脳の視床下部にある受容体に作用し、脳がエストラジオールをとらえられないようにします。すると脳の視床下部は「卵胞が育っていない」と錯覚して、GnRH（ゴナドトロピン放出ホルモン）の分泌を促します。その結果、下垂体前葉からもっとFSH（卵胞刺激ホルモン）とLH（黄体化ホルモン）の分泌が増加することになり、卵胞の発育が促されるので、排卵させる力が強いクロミフェンが「第一選択薬」としてよく使われています。

薬は前述のようにいろいろなものがあるわけですが、す（卵胞の成熟にかかわるホルモンの働きは、第2章 図2-4参照）。これらの結果として女性

の卵胞を育てる力は普段より強くなります。

ただ、クロミフェンは子宮内膜と子宮頸管にも直接作用し、頸管粘液が減少したり、子宮内膜が薄くなるという欠点があります。ですから、排卵率が上昇してもそれに見合った妊娠率が得られません。

頸管粘液が減るということは、精子が頸管を通って卵管に進むのを妨げてしまうことになるので、クロミフェンは、精子が自力で頸管を泳がなくても子宮に入れる人工授精と相性が良いと言われています。

またクロミフェンは、排卵前にLH（黄体化ホルモン）の急上昇が起こるLHサージという現象を妨げる作用があります。そのため、超音波検査で卵胞の大きさを測っていると、通常は18mmくらいで排卵するのに、クロミフェンを使っていると20〜22mmでも排卵しないことがあります。

こうした理由から、クロミフェンを処方する場合は、排卵期にhCG（ヒト絨毛性ゴナドトロピン）製剤を使って排卵を起こすことが一般化しています。

これに対し、子宮内膜や子宮頸管に働きかけない**アロマターゼ阻害剤**は、頸管粘液が減ったり、子宮内膜が薄くなったりすることはないのが利点です。副作用が少ないため、排卵させる力はクロミフェンより弱いのですが、妊娠率は同じくらいです（ただし、体外受精で採卵するためにアロマターゼ阻害剤を使う場合は、採卵する前に排卵してしまって採卵できなくなることがあるのが欠点です）。

アロマターゼとは、エストラジオールが作られるときに必要な酵素の名称で、阻害剤はそれらが働かないようにする薬です。エストラジオールは、おもしろいことに、男性ホルモンの代表格であるテストステロンが材料です。テストステロンは女性でも分泌されていて、血中に存在します。女性ホルモンの代表格であるエストラジオールは、男性ホルモンのテストステロンが卵巣でアロマターゼによって代謝されて作られているのです。

アロマターゼ阻害剤は、アロマターゼの働きをじゃまする薬ですから、実際にエストラジオールの量を減らします。そこで、エストラジオールを感知する脳の視床下部は「まだ卵胞が育っていない」と勘違いして下垂体に指令を出し、下垂体からFSH（卵胞刺激ホルモン）、LH（黄体化ホルモン）をもっと分泌させるわけです。

クロミフェンとシクロフェニルは、排卵誘発剤として保険が適用されます。また、その際に必要となる超音波検査が保険で受けられます。ただし、保険を使うといくつかの制限が発生します。まず、超音波検査が保険適用となるのは月3回だけ、と回数制限があります。また、薬剤の費用も、保険適用は月経周期の5日目から5日間に使用する分しか認められていません。自費診療では超音波検査の回数制限がないので、卵胞の育ち具合を見ながらこまやかな調整を行い、服用の開始は月経周期2〜3日目で卵胞が育つまで使います。

アロマターゼ阻害剤は、乳がんの再発を悪化させるエストラジオールの量を実際に減らすの

で、乳がんの治療薬としては保険適用となっていましたが、今回、排卵誘発を目的とした使い方も保険適用となりました。

● 調節卵巣刺激

調節卵巣刺激で使う薬は、内服薬ではなく注射がメインです。使う薬の種類や投与方法によって、表4－1に示したように、いくつかの方法があります。

調節卵巣刺激は、体外受精のときに通常用いられる卵巣刺激法で、卵胞の反応がとくに悪くなければこの方法を行います。詳しくは、次章で述べましょう。複数の卵胞を育てて、妊娠率を上げるためのスタンダードな選択と言えます。

ただ、一般不妊治療でも注射の薬を使うことはあります。内服薬より作用が強いので、クロミフェンの投与量を増やしても排卵が起こせない人を排卵させることができるからです。

ただし、一般不妊治療で注射をする場合は、薬剤の使用量はごく少量です（ですので、少しややこしいですが、一般不妊治療では注射の薬を使っても調節卵巣刺激とは呼びません）。

一般不妊治療でこのように薬の量を控えるのは、多胎妊娠をできるだけ予防したいからです。体外受精では卵子を体外に採りだすので、受精卵は身体の外でできます。ですから、受精卵が何個できようが、それを1個ずつ戻しているかぎり多胎妊娠にはなりません。

これに対してタイミング法や人工授精では、受精卵の数は調整できません。ですから、複数の受精卵ができたら、双子以上の子どもになる可能性があります。

多胎妊娠は双子の愛らしいイメージなどから積極的に希望する人もいるのですが、実際には医学的リスクが高くなります。その代表は、早産で小さく生まれる子が多いことです。

新生児は、出生体重が2500g未満の場合は低出生体重児とされますが、その割合が、単胎の場合は8・0％しかないのに対し、多胎の場合は71・1％となり（厚生労働省人口動態統計2021年）、4人中3人は低体重で生まれることになります。

そうならないように、タイミング法や人工授精で注射が使われる場合は薬を控えめにして、育つ卵胞が1つになることを目指します。さいわい今はAMH検査があるので、卵胞が多数できやすい人は事前に予想が立ちます。

不妊治療 Q & A

Q 保険適用では使える薬の種類や量が限定されると聞きました。どういうことでしょうか?

不妊治療は、これまでお伝えしてきたように2022年4月から保険適用範囲が拡大し、長年にわたって自由診療のみだった体外受精にも初めて保険が適用されました。保険診療は、厚生労働省が細かく定めた一律の方法にそって治療しなければ保険が適用されません。そこで、医師がそれまで自分たちの裁量で行ってきた方法と、国が定めた方法の間に違いが出ています。

その違いはいろいろありますが、長く不妊治療に携わってきた医師から見ると、戸惑いを感じる面もあります。少し例をあげてみましょう。

代表的な排卵誘発剤であるクロミフェンは、先にお伝えしたように不妊治療での使用が保険で認められています。ただし、保険診療で体外受精をしようとすると「1日1錠、5日間以内」という制限がつきます(2023年7月時点)。クロミフェンは、一般不妊治療ではそのような限定された使い方が昔から保険が使えました。そして、体外受精での使用についても同じルールが採用されました。

しかし同じクロミフェンでも、卵子をたくさん採ろうとする体外受精で、自由診療として使われて

きたクロミフェンは、卵胞が十分に育ったことが超音波検査で確かめられるまで飲んでもらうのが一般的でした。その結果、卵胞が育ちにくい人の中には服用期間が10日間以上になる人もたくさんいましたので、1ヵ月で5日間に制限されれば卵巣刺激に支障が生じます。

1日2錠への増量が認められる人もいるのですが、それは、前回の体外受精で妊娠しなかった人だけ——初めて体外受精をする人には、超音波検査の画面に育っていない卵胞が映って見えている人にも、薬を増やしてあげられません。その超音波検査も、保険診療では回数に制限があります。自由診療では頻繁に超音波検査を実施して卵胞の発育を観察し、それによって薬の量を調節していきます。自由診療では頻繁に超音波検査を実施して卵胞の発育を観察し、それによって薬の量を調節していきます。まったく使えなくなった薬もあります。海外の最新の薬はもとより、国内で広く使われてきた薬の中にも、保険では認められなかった薬があります。

Q

保険の治療、自費診療の治療、ふたつあるのはわかりました。でも、自分にとってどちらがいいのかわかりません。決めるポイントを教えてください。

予算はもちろん大きな要素だと思いますが、それ以外では妊娠のしやすさがポイントになるでしょう。前の質問では、保険でできないことへの戸惑いをいろいろ書いてしまいましたが、それで困るのは妊娠しにくい方です。実は、保険制度が定めた一律な方法でも、妊娠できる方はたくさんいます。

むしろ、妊娠できる方のほうがずっと多いでしょう。

ただ、そのご夫婦が妊娠しやすいかどうかは、残念ながら、やってみなければ本当のことはわかりません。ですから、まずは保険でやってみるのはどうでしょう。

それでなかなか妊娠しなかったり、既定の回数を終えてしまったりしたら、こまやかなオーダーメイドの治療を提供できる専門医のもとで自費診療の体外受精に「ステップアップ」するのがよいと思います。保険時代になって、体外受精は2段階になったのだと考えれば、わかりやすいでしょう。

妊娠のしやすさは、女性の年齢とAMHの値によって、ある程度は事前に推し量ることもできます。そもそも43歳以上は保険診療の対象外ですが、医学的に見ても、それくらいの年代になると保険のやり方で順調に卵胞が育つ人は多くありません。AMHの値は、1・0を切るかどうかがひとつの目安になると浅田は考えています。そうしたケースでは、もしかしたら、早めに自費診療を始めるほうがよいかもしれません。

男性は、精液検査でほとんど精子が作られないことがわかった方でも、自費診療を選ぶべき理由はあまり見当たりません。そんなケースに有効な顕微授精やTESE（精巣内精子回収法）が保険で認められたからです。

Q 「どんな治療に保険が使えるか」は、変わると聞きました。最新事情はどうすれば入手できますか?

保険で認められる範囲は、国と不妊治療の専門家が話し合いながら微妙な変化を続けています。保険適用拡大でせっかく多くの人が体外受精を受けられるようになったのですから、これからはそのルールを見直し、患者さんにとってよりよいものにする努力を続けていくことが大切だと思います。

その最新情報は、専門家向けの文書になってしまいますが、厚生労働省のウェブサイトの中にあるページ (https://www.mhlw.go.jp/stf/seisakunitsuite/bunya/kodomo/kodomo_kosodate/boshi-hoken/funin-01.html／下のQRコードも参照) にまとめられています。これらを参考にしながら、医師に質問してください。

また、体外受精を経済的にサポートしてくれる制度は保険だけではありません。自治体によっては、独自の助成金制度があるので、こちらも調べてみてください。従来の助成制度は保険適用拡大と同時に廃止されましたが、保険が使えない方などを対象に、制度を新設してくれた自治体があります。

Q 排卵誘発剤の副作用を教えてください。

もっとも注意したいのは、OHSS（卵巣過剰刺激症候群）と多胎妊娠です。しかし、今は有効な予防法がありますので、それを確実に実施することが大切です。

OHSSは、hCG製剤を使った調節卵巣刺激で起きやすい副作用です。しかし「AMH検査でハイリスクの人（卵の数が特に多い人）を見つけ出し、hCGを使わずにGnRHアゴニストで採卵への引き金を引く」「薬剤の使用量が多いロング法は行わずアンタゴニスト法を行う」といった予防策をとれば、今ではほぼ確実に危険な事態を避けられます。

浅田がクリニックで実施したアンタゴニスト法による体外受精3273件を振り返ってみたところ、OHSSの発生による腹水吸引を行った人は0・2％でした。そのほとんどがhCGを使った人で、使わなかったのに腹水吸引となった人は1名だけでした。

2021年改定の『重篤副作用疾患別対応マニュアル　第三集』（厚生労働省）によると、軽症のものを含めると、卵巣過剰刺激症候群（OHSS）の症状はhCG製剤、hMG製剤を使った調節卵巣刺激では5％に発現しているとのことです。また好発時期は「hCGの投与後」とされていて、hCGは簡易刺激や、内服薬での一般不妊治療でも採卵、排卵の引き金として使われています。

150

これは、まれとはいえ、万が一重篤になった場合は血栓症、肺水腫などを起こし死亡に至る例もあることから、OHSSについて正しい知識を広めるために出されたマニュアルです。この患者さん向けのページには「おなかが張る」「吐き気がする」「急に体重が増えた」「尿量が少なくなる」といった症状があった場合は、医師や薬剤師に連絡するようにと記されています。

症状があったら受診して、超音波検査で卵巣の腫れ具合や腹水の有無を見たり、血液検査を行うなどして、必要があれば入院設備の整った病院に入院することになります。軽度であれば、患者さんにとっては不快なものですが医学的には問題ありません。急に起きたホルモンの増加に身体がついていけなくなって、月経前症候群やつわりに似た状況になったと考えればよいと思います。

いやな症状が出るのは採卵2日後くらいが多く、そのあたりは受診日になることが多いはずですから、医師に様子を話してください。状況に応じて、不快感を軽減する薬や重症化を予防する薬が出されるかもしれません。

なお、OHSSの起きやすい人の特徴は次の通りです。こうした人は自分でもとくに用心して、薬の使用量が多い治療や、hCG製剤の使用を避けるようにしてください。

・多嚢胞性卵巣症候群（PCOS）
・若い人

・やせている人

・過去にOHSSを起こしている人

このほか、卵巣刺激法に使うおもな薬の副作用としては、GnRHアゴニスト、GnRHアンタゴニストは、子宮内膜症の治療などで長期間使うと、頭痛、ほてり、肩こりなどの不快感を訴える人がいます。

多胎妊娠は、日本産科婦人科学会のガイドラインが提唱されて以降、子宮に戻す受精卵の数を決められる体外受精では、かなり減っています。

卵胞を育てる薬は、前述したように一時的に子宮内膜のでき方によくない影響を与え、子宮内膜が薄くなることがあります。しかし、凍結した胚は、採卵した周期には受精卵を戻さないので心配ありません。国際的に見ると胚はすべて凍結（全胚凍結）する方向に向かっています。

排卵誘発剤の発がん性については、長い間各国で数々の大規模な研究が行われ、問題はありませんでした。約40年間使われてきたこともあり、いまでは問題はないという認識が国際的なコンセンサスとなっています。

また、「排卵誘発剤を使うと卵子が早くなくなる」といった噂に根拠はありません。排卵誘発をしなくても、月経すらなくても、卵子は日々消えていきます。排卵誘発剤で治療する方に卵子が少ない方

が多いのは事実ですが、それは薬のためではなく年齢のためで、自然の摂理です。そもそも卵胞は、卵巣の中で目を覚ますときは、排卵誘発剤の成分に反応する受容体を持っていません。

排卵誘発剤にはさまざまな不安がつきまとうようですし、現に、過去においては危険な使われ方もありました。しかし今では、「安全な不妊治療」は先進国の専門家たちの共通テーマとなり、日々、努力が続けられてかなりの改善をみていると思います。

Q 「2人目不妊」とはどういう意味ですか?

1人目はとくに困らずに妊娠できていたカップルが、2人目を妊娠しようとして不妊に悩んでしまうことを、一般的に「2人目不妊」と言います。

初産年齢の上昇が著しいいま、2人目や3人目の妊娠の時期には高齢妊娠になる人がとても多くて、この悩みは拡大するばかりです。子どもがいる夫婦は仕事と育児の両立に疲れていることも多く、性生活もつい途絶えがちとなります。

1人目は簡単に妊娠できたことで「自分たちは妊娠しやすい」と思い込むのは間違いのもとで、身体も卵子も年々歳を取り、変化しています。

1人っ子が増えていますが、「子育てがつらい」と言う人は、子どもを1人だけ育てているお母さ

んに多いと浅田も河合も感じています。きょうだいがいれば、親が家事をしているときも、子どもどうしで遊んでくれます。子どもにとっても、きょうだいの存在は成長過程において重要な意味があります。

ただ、きょうだいを産むには、1人目の治療同様、早期受診が鍵になります。治療を開始すれば、一度も妊娠したことがない人よりは妊娠率が高いと考えられています。

子連れ受診にためらいを感じる方は多いのですが、親子待合室や託児所を設けているクリニックを探せば、2人目不妊の人への配慮がある医療施設が見つけられると思います。2人目不妊の人は「子どもなら、もういるからいいでしょう」などと言われることがあって、「居場所がない」と感じることもあるそうです。でも、きょうだいが欲しいという気持ちは親になった人の素朴な願いで、贅沢でも何でもありません。

Q

Q 身体を動かすことが好きで、毎日のランニングなど、いろいろなスポーツを楽しんでいます。不妊治療を始めても、この生活を続けてもよいでしょうか？

月経が止まってしまうようなハードなトレーニングを行ってよいわけではありませんが、適度なスポーツは治療のストレスを解消するためにも役立つでしょう。煙草は夫婦そろっての禁煙をすすめたいですが、食事や運動など、普段の行動で妊娠力が変わることはほとんどありません。にもかかわら

ず、行動に気を使ってストレスを溜める人はたくさんいます。また、妊娠しないことを行動のせいにして後悔したり、自分を責めたりする人も少なくありません。そうしたストレスは、百害あって一利なしです。

第 5 章

体外受精と顕微授精

体外受精・顕微授精には、実はさまざまな方法があります。「保険か自費か」の別や、施設による選択肢の違いはありますが、妊娠しなくて悩んでいる人は、ぜひ本章を読んで「自分に合った方法」を見つけてください。

ノーベル賞受賞までの長い道のり

この章では、一般不妊治療からさらにステップアップして、**体外受精**（ＩＶＦ：In Vitro Fertilization）や**顕微授精**（ＩＣＳＩ／イクシー：Intracytoplasmic Sperm Injection）の説明をしていきます。

体外受精がこれまでの方法と大きく違うのは、成熟した卵子を、卵巣に針を刺して吸引して体外に採り出す点です。これを**採卵**と言います。

採り出した卵子は、培養室で胚培養士が精子をふりかけ、受精卵ができたら何日か培養して子宮に戻します。子宮に受精卵を戻すことは**胚移植**（ＥＴ：Embryo Transfer）と呼ばれます。ここまでの過程に、今日ではさまざまなバリエーションが存在します。

顕微授精も、体外受精のバリエーションのひとつです。受精卵を作るとき、顕微鏡下で卵子の透明帯を破り、精子を卵子の細胞質の中に注入することを**顕微授精**といいます。この方法と区別するため、顕微授精をせずに自然に精子が入るのを待つ体外受精を**コンベンショナルＩＶＦ**（ｃ－ＩＶＦ：Conventional In Vitro Fertilization）と呼ぶことも増えてきましたが、本書ではとくに区別をせず、単に「体外受精」と言うときは顕微授精

によるものも含むと考えてください。

体外受精は現在の不妊治療の主流となっており、これによって、今までは子どもをあきらめざるを得なかったケースでも、ずいぶんとたくさんの人が願いを叶えられるようになりました。

ここで少し不妊治療の歴史を振り返ってみると、医学的な手段がなかった時代は「嫁して三年子無きは去る」という言葉があったように、女性を替えればよいという考えがありました。しかし、それは非人道的なことですし、今日では大きな不妊原因のひとつだとわかっている男性不妊には効果がありません。ですから不妊治療が普及する前は、子どもができないと、子どもの多い家庭から養子をもらうケースがかなり多かったようです。

それが卵子と精子が受精する仕組みや、ホルモンなどの存在がわかり、20世紀の後半に体外受精の時代が幕を開けました。

しかし、その始まりは、じつは大変な茨の道だったのです。

初期の体外受精は、卵管閉塞の女性を対象にした治療として始まりました。卵管の閉塞は、手術で開通できることもありますが、うまくいかないケースも多数あります。

体外受精の第1号は、1977年、この卵管閉塞に悩む若き女性に対して行われ、翌年に誕生したルイーズ・ブラウンちゃんは大変有名な赤ちゃんになりました。

これは、英国ケンブリッジ大学教授のロバート・エドワーズと産婦人科医のパトリック・ステ

ップトーによる功績の仕事でした。ステップトーは1988年に亡くなりましたが、エドワーズは20

10年にこの功績でノーベル生理学・医学賞を受賞しました。

しかし、ルイーズちゃんの誕生からエドワーズのノーベル賞受賞までの間には、じつに32年もの歳月が流れています。このことは、体外受精には、社会的な風当たりがいかに長く続いていたかを雄弁に物語っていると思います。体外受精は、キリスト教国が生命倫理について議論するときに大きな影響力を持つ、バチカンの容認も得られませんでした。

浅田は、エドワーズたちと同時期に活躍した医師のもとで顕微授精の黎明期に立ち会っています。第1号の成功はエドワーズに譲ったものの、実際的には体外受精の成立に大変大きな功績を残したハワード・ジョーンズ博士、ジョージアンナ・ジョーンズ博士夫妻の研究所、ジョーンズ・インスティチュートに1993年から留学していました。

ジョーンズ博士夫妻は、調節卵巣刺激の臨床応用を実現し、体外受精の今日ある形を決定づけた医師です。夫婦そろって体外受精の研究者で、夫妻はローマ法王に謁見して体外受精の意義について議論したことがあったそうですが、そこでも理解は得られなかったということです。

ジョーンズ博士夫妻が体外受精を始めた1980年前後の米国では、治療を妨害しようとする数々の事件があったそうです。

夫妻ははじめ東海岸のジョンズ・ホプキンス大学で研究をしていたのですが、いろいろな妨害

160

が激しかったので大学での研究を断念せざるを得ず、同じく東海岸のノーフォークの地に移り、自分たちの研究所を設立しました。

しかし、このような抵抗があったにもかかわらず、妊娠できない切実な悩みを抱えたカップルたちはこの技術を求め続け、体外受精を実施する医師のもとを訪れて子どもを抱く幸せを手に入れてきました。

今日までに、体外受精で生まれた子どもは世界で800万人以上に上ります。第1章で述べたとおり、日本でも2020年時点で、新生児の14人に1人は体外受精で発生した命となっています。

エドワーズのノーベル賞受賞は、世界中の生殖補助医療の専門家たちにとって非常に感慨深いものでしたが、それは、こうした歴史があってのことなのです。

卵子が体外で受精するということは、たしかに自然界において人間では起きえないことです。しかし、生物の進化の歴史を振り返れば、魚類を見ればわかるように、有性生殖を行う生物の卵はもともと体外で受精し、体外で育って孵化します。

もちろん人間は体内で自然に受精できればそれに越したことはありませんが、体外で精子と卵子が出会うということは、太古の昔からこの地球上でたくさんの生きものたちが選んできたやり方でもあります。

体外受精・顕微授精がすすめられる人は？

体外受精は、開発されてから今までに、その治療対象となる範囲がずいぶんと拡大してきました。その変遷をたどってみましょう。

まず、体外受精は男性不妊に悩むカップルにも実施されるようになりました。体外受精を行えば、精子は卵子のいるところまで必死に泳ぐ必要はなく、卵子は目の前にいるのです。

とくに顕微授精が開発されると、精子が1個あれば受精が可能となりました。これは、今まで子どもをあきらめていた男性不妊の患者さんにとって、夢のようなニュースとなりました。精子が見つけられないケースや他にも不妊原因がある場合を除き、大半の男性不妊は、今では、顕微授精で解決することができます。

さらに、排卵誘発剤の開発も進んでくると、卵巣刺激法によって複数の受精卵を作れるようになってきました。そうなると、「たくさんの卵子を採ってよい卵子に巡り合うチャンスを増やす」という戦略が現れて、それをねらって体外受精を求める人がどんどん増えていきました。

体外受精の第1号、ルイーズ・ブラウンちゃんのことを思うと、当時と較べて体外受精を行う理由は様変わりしています。今では体外受精を行う人の大半が、高齢妊娠のために卵子が減り、

妊娠しにくくなった女性たちです。この人たちはたくさんの卵子を採ることもできなくなっていきますが、やっと育った貴重な卵子が卵管に入らなかったり、受精しなかったりして失われてはいけないと顕微授精による確実な受精を目指しています。

こうして、はじめは卵管が詰まった人のためのものだった体外受精は、対象者をどんどん拡大してきました。今や体外受精は、不妊治療の代表選手となったのです。

そのほか、原因はわからないけれど、なぜか人工授精までの方法では妊娠できない人たちも、体外受精の対象になります。この方たちは受精障害のために妊娠できていないことが多く、人の手で確実に受精させる顕微授精が非常に有効だということはすでに述べたとおりです。

多数の卵胞を作るという戦略は、排卵誘発剤の副作用である卵巣過剰刺激症候群（OHSS）の問題を引き起こして、一時期大きな問題となりました。これは今日でも完全に消えたわけではありません。しかし前述のように、AMH検査やアンタゴニストの登場によって、OHSSの発症率は非常に低くなっています。

第6章で詳しく述べますが、体外ででできた受精卵を凍結してとっておく凍結技術の進歩も非常に大きなできごとです。これによって体外受精は、受精卵がたくさんできてもひとつずつ子宮に戻せばよいことになりました。

また、ホルモンの関係で「たくさんの卵子を採卵すること」と「良い子宮内膜を作ること」は

体外受精の妊娠率は採卵数が多いほど上がる

なかなか両立しないのですが、それも、凍結した受精卵を他の月経周期に子宮に戻すことで解決されました。あとでまた詳しく述べますが、たくさんの卵子を作った「採卵周期」では、黄体ホルモンが増えて、子宮内膜ができあがるタイミングが受精卵の成長より早くなりがちです。でも、それは、その周期だけの現象です。ですから次の周期には、今度は良い子宮内膜を作って、凍った受精卵を融かしてベストなタイミングでそこに戻すことができます。

受精卵を凍結せず、採卵した周期の子宮に戻すことは**新鮮胚移植**と言い、凍結した胚を融かして別の周期に戻す胚移植は**凍結胚移植**、**凍結融解胚移植**と言います。

こうしたいくつもの技術革新により、体外受精はそれ自体も大きく変わって、より安全な、より妊娠率の高いものになってきました。

体外受精は、卵巣刺激法で使う薬も注射になることが多く、女性にとっては大変です。また、保険が適用された2022年4月以降でも、他の病気治療と比較すると自己負担額は高額です。

ですから患者さんの負担はあらゆる意味で大きいのですが、それをも上回るメリットを感じてトライする人が増えているのは、これまで紹介してきた他の方法よりもずっと妊娠率が高いから

です。

ただし、一口に「体外受精」といっても、その方法は一律ではありません。「保険診療かどうか」や施設のポリシーによって、また患者さんの状況によっても大きく変わり、それに伴って、妊娠率も変わる可能性があります。

体外受精の妊娠率は、卵子がたくさん採れたほうが高くなることは以前からよく知られています。採卵できた数と出産率の関係を示した図5-1は専門家の間ではよく参照されてきたもので、出産率

図 5-1 採卵数と新鮮胚移植での出産率

このグラフは新鮮胚を移植したときのデータ。新鮮胚移植では採卵数が15〜25個を超えると出産率は低下していくが、凍結胚を別の周期で戻せば出産率は採卵数が多いほど上がる

Sesh Kamal Sunkara, Vivian Rittenberg, Nick Raine-Fenning et al., 2011 より改変

は、採卵数15個までじつにきれいに伸びていくのが見て取れます。15個から伸びが止まって、その後は下がっていくのが見て取れますが、これは黄体ホルモンの影響だと考えられるようになってきました。「卵胞をたくさん作ると、ひとつずつの卵胞の質が落ちてくる」ということではありません。

卵胞は、成熟してくると排卵前から少しずつ黄体ホルモンを出すようになります。ということは、卵胞をたくさん作ると、卵胞たちが作る黄体ホルモンの総和量も当然ながら大量になってきます。黄体ホルモンは子宮内膜に受精卵を着床させる準備を促すホルモンです。この黄体ホルモンが多いと何が困るのかというと、受精卵がくる前に子宮内膜ができあがってしまい、本当に受精卵がくる頃には内膜のいちばん着床に適した時期が終わっているため、着床しにくくなるのです。

しかし、それならば、受精卵は凍結しておいて別の周期で戻せばいいのです。グラフで示したデータは、じつは新鮮胚移植のデータです。凍結胚移植を行えば、卵胞は非常に多くても妊娠率はさらに伸びていきます。今日では、そのことは国際的なコンセンサスとなっています。

実際に、浅田のクリニックで凍結胚で実施した体外受精の採卵数別妊娠率を調べてみると、10個未満の人は27・4％でしたが、10〜19個では60・4％、20〜29個では64・8％、30個以上では79・9％でした。妊娠率は30個を超えても上がり続けました。これについては、第6章で詳しく述べます。

1つの良好胚盤胞を得るには13個の卵子が必要

体外受精で妊娠に至る受精卵を得るには、一般の方が想像するよりはるかにたくさんの卵子が必要です。採卵できた数と、その後の育ちを全体的に見てみたのが図5－2です。

これは31～35歳という、まだ卵子が老化する（加齢の影響を受ける）前の年齢の人の卵子を見ています。

良好胚盤胞をひとつ手に入れるには、採卵で平均12・8個の卵子が必要でした。採卵した卵子はすべて子宮に戻せるわけではなく、未熟だったものや受精できないもの、培養の途中で発育が止まってしまうものが出てきます。子宮に戻したあと妊娠する確率が高いとされるのは、「良好胚盤胞」の段階まで成長できた卵子です。

つまり卵子は、「十数個採れてもやっと1人生まれるかどうか」というところです。出産できる卵子の割合が高い30代半ばまででさえこのような割合であり、高齢妊娠の人はこの2倍くらい厳しい状況になると思います。

この採卵数には、卵巣刺激の考え方も関係しています。

生殖補助医療にはいくつもの国際的な学術組織がありますが、その代表的な存在であるASR

M（米国生殖医学会：The American Society for Reproductive Medicine）とESHRE（欧州ヒト生殖医学会：European Society of Human Reproduction and Embryology）が2012年に初の合同会議を行った際も、卵巣刺激の方法が議論されています。

その報告書「ASRMとESHREのベストな診療（Best Practices of ASRM and ESHRE）」によると、体外受精は、注射で複数の卵胞を採る調節卵巣刺激を用いれば、最小の

図 5-2　良好胚盤胞を得るのに必要な採卵数

(個)

- 採卵数: 12.6
- 成熟卵数: 9.9
- 正常受精卵数: 7.6
- 初期胚盤胞数: 2.9
- 良好胚盤胞数: 1.0

妊娠率が高いとされる良好な胚盤胞を得るには、平均で13個程度の卵子が必要となる。31〜35歳を対象にした調査

浅田レディースクリニックで2013〜2017年に実施した2362周期のデータをもとに作成

周期数で最大の成功率を得られるとされました。

そして、一人の子どもを得るために必要な卵子の数は、「平均25・1個」「38歳未満の女性に限っても6〜16個」とされました。

また簡易刺激については、キャンセル（子宮に戻せる胚ができないので胚移植が行われないこと）の率が高いことなど

図 5-3　30代は刺激法の選択で妊娠率が大きく変わる

顕微授精における年齢・卵巣刺激法別の妊娠率。刺激法の違いによる妊娠率の差は20代、40代では小さく、30代で顕著に現れる

日本産科婦人科学会「ARTデータブック2009年」のデータをもとに作成

が議論されたと書かれています。

刺激法別に見た妊娠率は、卵子の減少が進んでいく途中の30代でとくに差が開きます。

よい卵子とすぐ巡り合える若い女性は何をしても妊娠しやすく、よい卵子がほとんどなくなった人は何をしても妊娠しにくいのですが、その中間にいる30代の人たちがもっとも卵巣刺激法の違いに影響を受けます。図5-3を見ると、このことがよくわかります。

日本生殖補助医療標準化機関（JISART）も、これについて同様の調査を実施しています。同組織が認定している25施設で行った比較調査（2010年）によると、凍結胚移植における35〜39歳の1周期当たりの妊娠率は、調節卵巣刺激が42・7％あったのに対し、低刺激法（ほぼ簡易刺激に相当）では20・4％と半分

表5-1　年代別　卵巣刺激法による妊娠率

	簡易刺激		調節卵巣刺激	
	35歳未満	35〜39歳未満	35歳未満	35〜39歳未満
新鮮胚移植	22.7%	10.3%	34.9%	34.2%
凍結胚移植	55.8%	20.4%	53.2%	42.7%

年代や刺激法の違いによらず、凍結胚移植のほうが妊娠率は高い。また、35〜39歳では簡易刺激より調節卵巣刺激のほうが明らかに妊娠率が高くなっている

日本生殖補助医療標準化機関（JISART）の認定25施設で行った比較調査（2010年）

に留まりました（表5－1）。採卵した周期で受精卵を子宮に戻す新鮮胚移植では、3倍以上の差となりました。この調査では、どちらの刺激法を使うかは無作為に振り分けられたので、もとの条件が同じ集団で比較されています。

あえて弱い刺激法を選ぶこともある

ただ、卵子はたくさん採れたほうがよいのですが、もともと卵子が少ない人も晩産化の進んだ今日ではたくさんいます。調節卵巣刺激で強い刺激を行っても、卵子が少ない人の卵巣で卵子を増やすことはできません。

これまでも述べてきたように、薬は、卵巣の卵子の在庫を増やしているのではありません。眠っている卵子をたくさん起こしているわけでもありません。6ヵ月近く育ってきた卵胞たちの中から最後にたったひとつの卵胞が決まり（セレクション）、他はアポトーシスにより死んでしまう場面で、その消えていく運命の卵子も育ち続けるようにしているだけです。

卵子の在庫が少なければ、起きてきた卵子も、セレクションの時期を迎えた卵子も少なくなります。この場合は、たくさんの卵胞を育てられる強い薬を入れても育てる卵胞がありません。少しの卵胞なら弱い薬で育てられますので、卵子が少ない人は簡易刺激を用いるケースが多いので

す。

残っている卵子の数が少ない状況で少しでも妊娠率を上げるためには、また別の工夫が必要になります。それは、おもに受精卵の扱いにかかわることなので、次章で詳しく説明しましょう。

強い刺激は、使うと危険な人もいます。発育中の卵子が多すぎるPCOS（多嚢胞性卵巣症候群）の人たちです。この場合は、強い薬を使えば、大変な数の卵胞が育ってしまってOHSS（卵巣過剰刺激症候群）が起きる可能性が高いので強い刺激は禁物です。

卵巣の刺激法にはいろいろなものがありますが、医師は、実際には、その人に合った、もっとも効率よく卵子が採れる刺激法をプランニングし、途中経過も見ながら「その人にいちばん適した作戦」を考えていくことになります。すべての人に適した方法というものはありません。

薬を使う3つの目的

それでは次に、体外受精の卵巣刺激の方法を具体的に紹介していきましょう。

まず、薬によって卵胞を育てます。そして、卵胞が十分な大きさに育ったことが超音波で確認できたら、今度は排卵の引き金になるLH（黄体化ホルモン）の急上昇「LHサージ」の代わりになる薬を使って、卵子に受精に向けた最後の準備を完了させます。

自然妊娠では、ここで卵巣から卵子が飛び出す「排卵」になります。でも、体外受精では医師が卵子を採る「採卵」を行うことになります。

そのため体外受精では、医師が採る前に自然排卵が起きないよう、自分の身体から自然に分泌されるLHは、抑えておく必要があります。LHは排卵を起こす作用があるので、採卵日の前に排卵してしまっては卵子を採れなくなるからです。そこで、自然排卵を抑えるための薬も必要になります。

これら3つの目的「卵胞を育てる」「卵子を排卵の態勢に入らせる」「自前のホルモンを抑える」でいろいろな薬を使う方法を総称して、「卵巣刺激法」などと呼ぶことは前章で述べました。

卵巣刺激法は、「調節卵巣刺激」と呼ばれている標準の刺激法の仲間として、ロング法、ショート法、アンタゴニスト法があり、弱い刺激の方法としては簡易刺激などがあります（第4章 表4-1参照）。

ただ、ロング法という方法は、薬の使用量が多くてOHSS（卵巣過剰刺激症候群）のリスクが心配です。また、後述するアンタゴニストの登場によってメリットがなくなったため、行う施設は減っています。

刺激法は同じ名称でも薬の選択や使用期間、タイミングが方法によって異なりますし、施設によっても違いがあることは頭の片隅に置いておいてください。

	特徴
	卵胞の発育に必要な FSH（卵胞刺激ホルモン）と LH（黄体化ホルモン）の両方が入っている排卵誘発剤で、体外受精で多数の卵胞を育てる注射剤の代表。 内服薬が効かない人には、一般不妊治療で少量使用することもある。 FSH、LH を大量に含む閉経期の女性の尿を高度に精製した生物由来製剤。
	体外受精で多数の卵胞を育てる。 上記の hMG と同じ生物由来製剤だが LH（黄体化ホルモン）は大部分が取り除かれ、ほとんど FSH（卵胞刺激ホルモン）だけになっている。しかし卵胞の成長には LH も必要なので、それは自分のホルモンだけで足りる若い人向き。
	体外受精で多数の卵胞を育てる遺伝子工学の技術で作られた純粋な FSH（卵胞刺激ホルモン）。 LH（黄体化ホルモン）は自分のホルモンだけで足りる若い人向き。 自己注射しやすいペン型の注射器が用意されており、高価な薬剤。 精子の形成を目的で男性が使用することもある。
	タイミング法、人工授精、卵胞が少ない人が簡易刺激で体外受精を行うときの第一選択薬。 脳の視床下部の受容体に作用し、FSH（卵胞刺激ホルモン）と LH（黄体化ホルモン）を多く分泌させ、卵胞を育てて排卵に導く。卵胞を育てる力は強いが、LH サージが起きにくい、子宮内膜ができにくい、頸管粘液が減少するといった副作用がある。
	簡易刺激に使う。 脳の視床下部に作用し、FSH（卵胞刺激ホルモン）を分泌させることで卵胞を発育させる。子宮内膜が薄くなる副作用が少ない。
	簡易刺激法に使う。 エストラジオールを作る酵素を阻害し、エストラジオールの産生を抑えることで脳の視床下部にFSH（卵胞刺激ホルモン）の分泌を促し、卵胞を発育させる。子宮内膜や頸管粘液への影響は少ない。
	一般不妊治療、体外受精で LH（黄体化ホルモン）の代わりになり、排卵に向けての引き金を引く。 副作用として卵巣過剰刺激症候群（OHSS）が起きやすい薬なので、副作用が少なく、OHSS のリスクが低い人向き。卵胞の多い多嚢胞性卵巣症候群（PCOS）の人は、下記の GnRH アゴニストを選択すべき。
	アナログ薬。体外受精のアンタゴニスト法で短時間使用し、フレア・アップを利用して排卵の引き金を引く。 点鼻薬と注射の 2 通りで販売されている。卵巣過剰刺激症候群の発生はほとんどないため、卵胞の数が多い人、多嚢胞性卵巣症候群の人も安全に採卵へ導く。
	上記と同じ薬だが、長期間使用するとダウン・レギュレーションを起こして LH（黄体化ホルモン）の産生を減らすため、採卵前の排卵抑制にも使用されている。 子宮内膜症などの治療で長期に使用した場合は、エストロゲンの欠乏から、ほてりや肩こり、頭痛などの副作用がある。
	アナログ薬で新しい薬。 体外受精のアンタゴニスト法で卵胞が育ってきたら使用し、自前の LH（黄体化ホルモン）をコントロールして採卵前の排卵を抑制する。 薬の使用期間が短く、使用量も少ない点がメリット。
	一般的に非ステロイド系の鎮痛消炎剤として用いられている。 体外受精で卵胞の破裂しやすさにかかわるプロスタグランジンというホルモンの産生を抑えて、採卵前に排卵してしまう確率を下げる。

※2 「排卵誘発剤」は一般的には卵巣刺激法に使われる薬全体を指すが、日本標準商品分類が定める薬効分類名としても使われている。

表 5-2　**卵巣刺激法に使われる薬の一例**

使用目的	投与方法	おもな商品名※1	一般名	薬効分類名
卵胞を育てる	注射	HMG注テイゾー、フェリング、HMG F、HMGあすか	注射用ヒト下垂体性性腺刺激ホルモン剤	ヒト下垂体性性腺刺激ホルモン剤
	注射	ゴナピュール注用、フォリルモンP注	精製下垂体性性腺刺激ホルモン	卵胞成熟ホルモン(FSH)製剤
	注射	フォリスチム、ゴナールエフ、レコベル	ホリトロピンアルファ(遺伝子組換え)＊一般的にリコンビナントFSHと呼ばれている。	遺伝子組換えヒト卵胞刺激ホルモン(FSH)製剤
	飲み薬	クロミッド	クロミフェンクエン酸塩(クロミフェン)	排卵誘発剤※?
	飲み薬	セキソビット	シクロフェニル	
	飲み薬	フェマーラ、アリミデックス	レトロゾール、アナストロゾール	アロマターゼ阻害剤
排卵を起こす	注射	HCGモチダ筋注用、ゴナトロピン注用、注射用HCG F	注射用ヒト絨毛性性腺刺激ホルモン	ヒト絨毛性性腺刺激ホルモン製剤
	点鼻薬	スプレキュア、ブセレキュア	ブセレリン酢酸塩	GnRH誘導体製剤＊一般的にGnRHアゴニスト(アゴニスト)と呼ばれている。
	注射	リュープリン	リュープロレリン酢酸塩	
採卵前に排卵してしまうのを防ぐ	点鼻薬	スプレキュア、ブセレキュア	ブセレリン酢酸塩	GnRH誘導体製剤＊一般的にGnRHアゴニスト(アゴニスト)と呼ばれている。
	注射	セトロタイド、ガニレスト	セトロレリクス酢酸塩、ガニレリクス酢酸塩	GnRHアンタゴニスト製剤(アンタゴニスト)
	飲み薬	ボルタレン	ジクロフェナクナトリウム(NSAIDs)	徐放性鎮痛・抗炎症剤

※1 ここでは商品名の例を挙げている。一部に保険診療で使えないものを含む。

よく使用される薬には、表5−2のようなものがあります。これらのうちのいくつかを組み合わせて投与プランを立て、診察で経過を見ながら薬の種類や量、採卵のタイミングの調整をしていきます。

自己注射の方法

卵胞を育てる薬には、飲み薬と注射があります。作用の弱い薬は飲み薬、強い薬は注射となっていることが多いと思っておいてください。ただしGnRHアゴニスト（次節〈新しい「アナログ薬」の仕組み〉参照）には点鼻薬、注射の2種類があります。

注射は、日数にして10〜13日間くらい、毎日打つ時期もあります。その間、毎日クリニックに行くのでは患者さんが大変ですし、クリニックも大混雑となってしまいます。それらを避けるため、専門クリニックでは「基本的に自己注射」とするところが増えています。

初めて注射を持ち帰るときは、事前に、きちんと打てるように看護師が指導します。

注射を打つ場所はお腹です。最初に注射器に薬を入れてセットしておき、注射を打つところを消毒したら、片手でその部分の皮膚をつまんで、もう一方の手で注射します。注射針を刺すので痛みはありますが、通常、医療施設で使っている針よりはずっと細い針なので、その分は痛みが

小さくなります。

浅田は、注射器に薬を詰める作業が不安な人には、クリニックであらかじめ詰めた注射器を渡しています。患者さんは、注射器を注射回数と同じ本数持ち帰ることになります。薬の種類によっては、「ペン型」と呼ばれる、注射器らしくない形態の容器にあらかじめ薬が入っている製品もあります。

ヒト閉経期尿性ゴナドトロピン（hMG）は卵胞を育てるために使われる注射薬の代表的なもので、閉経期の女性の尿から作られている生物由来製品です。卵子の反応が下がる時期はFSH（卵胞刺激ホルモン）とLH（黄体化ホルモン）が大量に分泌されるので、これを抽出精製する工程を繰り返し、感染症の心配なく使える薬品にしてあります。

卵胞を育てるのはおもにFSH（卵胞刺激ホルモン）の働きですが、排卵時に急上昇するLH（黄体化ホルモン）も適量が必要で、多くの卵胞を育てるためにはFSHとLHがバランスよく作用することが必要です。製薬会社各社は、そのバランスが微妙に違う製品を出しています。

近年は、遺伝子組み換え技術の発達から、生物由来原料を使わないFSH（卵胞刺激ホルモン）だけの**リコンビナントFSH（rFSH）**も登場し、高価ですが自己注射が打ちやすいペン型注射も出ています。ただ、卵胞の発育にはLH（黄体化ホルモン）も必要なので、自前のLHが十分ある人だけに向いています。

hCGとhMGの注射薬には、OHSS（卵巣過剰刺激症候群）の恐れがあるので、安全な使用を心がける必要があります（第4章末〈不妊治療Q&A〉参照）。

自分のホルモンによる排卵を抑えるGnRHアンタゴニストの注射もあります。この注射の開始日については、「刺激法を開始して何日目」とあらかじめ決めるやり方と、卵胞の大きさに応じて決める**フレキシブル法**の2種類があります。フレキシブル法には、薬の使用量を必要最低限に抑えられるメリットがあります。

新しい「アナログ薬」の仕組み

超音波検査で卵胞が育ってきたことが確認されたら、LH（黄体化ホルモン）の代わりになる**ヒト絨毛性ゴナドトロピン（hCG）**を打つと、その約36時間後に排卵が起きます。

しかし、PCOS（多嚢胞性卵巣症候群）の傾向がある人には、OHSS（卵巣過剰刺激症候群）予防のために**GnRHアゴニスト（アゴニスト）**を使って安全な体外受精を心がけるのが、今日の不妊治療の重要なポイントです。

GnRHアンタゴニストとGnRHアゴニストは**アナログ薬**と呼ばれる比較的新しい考え方の薬です。

アナログ薬とは、言ってみればホルモンとよく似た「そっくりさん」で、似せたホルモンの受容体を持った細胞の働きを強めたり、弱めたりする作用があります。不妊治療で使われるアナログ薬は、脳の視床下部が分泌するGnRH（ゴナドトロピン放出ホルモン）のそっくりさんで、FSHやLHを分泌する下垂体の受容体に働きかけるGnRHアンタゴニストとGnRHアゴニストの2つです。

アナログ薬には、そのホルモンの受容体を持った細胞の働きを高める**作動薬**と、低下させる**拮抗薬**の2種類があります。

「作動薬」であるGnRHアゴニストは、先に示した表5−2で「排卵を起こす」「採卵前に排卵してしまうのを防ぐ」の両方の使用目的で名前が挙がっていますが、それは、この薬が使用期間によって真逆の効果を生むからです。

GnRHアゴニストは、使い始めた時点では下垂体がだまされて大量のGnRHがやってきたと思います。そして、大量のFSH（卵胞刺激ホルモン）やLHを分泌する**フレア・アップ**（flare up）と呼ばれる現象を起こします（図5−4）。

ホルモンそのものを精製して作り外から入れているhCG製剤と違って、アナログ薬は患者さん本人の自前のホルモン（内因性ホルモン）を増やせるわけです。内因性のLHを使うのでhCGより半減期が短く、これが、GnRHアゴニストがOHSSを起こさない理由です。しかし、

図 5-4　アゴニストとアンタゴニストの作用機序

GnRHアゴニストは一時的にLHとFSHの分泌を促進したあと、しばらくすると分泌を抑制する方向に作用する

この状態は長く持続しません。その後はド垂体が受容体を減らしてしまい、FSHやLHを放出しなくなる**ダウン・レギュレーション**と呼ばれる現象が起きます。

ですからGnRHアゴニストは、短期間使えばFSHやLHを増やす薬となり、長期間使えばこれらを止めてしまう薬となります。

一方、受容体が患者さんの自前のホルモンと結びつかないようにする「拮抗薬」であるGnRHアンタゴニストは、常にFSHやLHを減らしますので、すぐに自前のホルモンを抑えます。

GnRHアゴニストとGnRHアンタゴニストは下垂体のホルモン分泌を止める薬という点では同じですが、アンタゴニストのほうが即効性があり、使用期間が短くてすむので、結果として薬の量も少なくなります。

「アンタゴニスト法」の治療スケジュール

調節卵巣刺激の一種である**アンタゴニスト法**の一例を紹介しましょう。昔よく行われていたロング法より薬の使用量がやや少なく、それでいて採れる卵子が多くてもOHSS（卵巣過剰刺激症候群）にならないのがこの方法の良いところです。卵子にある程度の余裕がある方は、これを第一選択のコースとするのが世界の流れと言えます。

アンタゴニスト法を行うことになったら、採卵を実施する周期の前の周期（前周期）の5日目（月経開始から5日目）くらいから投薬が始まります。前周期から薬を飲む意味はいくつかありますが、ひとことで言うと、お料理の下ごしらえのようなものです。採卵する周期に成長する卵胞たちは、このときすでに大きさに差がつき始める時期にさしかかっており、普通にホルモンを浴びると大きさにばらつきが出て、採卵のタイミングを測るのが難しくなります。そこで、薬でホルモンを抑えるのです。

薬はエストラジオール（商品名はジュリナなど）、黄体ホルモン（商品名はノアルテンなど）といったものを使いますが、施設によってはピルを使うこともあります。これらの薬をやめると3〜4日後に子宮内膜が剥がれ、消退出血と呼ばれる月経と同じメカニズムによる出血の期間があります。前周期の通院回数は2回くらいです。

消退出血の1日目は月経周期の1日目と考えられ、ここが採卵周期の起点となります。以降、診察で経過をチェックしながら微調整はしていきますが、基本的には図5−5のように薬を投与していきます。

採卵周期初回の診察は、月経周期3日目くらいとしています。厳密にこの日でなければならないということはありません。月経は朝に始まることもあれば、夜中の日付が変わる頃にくることもあるでしょうから「大体3日目」と思っていてください。

このあたりは自然妊娠でもFSH（卵胞刺激ホルモン）が高くなってくる頃で、生殖医療では、この日の値を「FSHの基礎値」と考えています。

その診察で卵巣にある卵胞の大きさや数を超音波検査で見て、FSH（卵胞刺激ホルモン）、LH（黄体化ホルモン）、エストラジオール（E2）といった主要なホルモンの状態を血液検査で調べ

図
5-5   アンタゴニスト法の治療スケジュール例

て、その人に合った薬の量、種類や投与方法を決めます。

投与スケジュールの詳細は、高い妊娠率を目指すならば、オーダーメイドにならざるをえません。同じような条件の人が同じように薬を使っても、実際に起きる身体の反応はさまざまです。

卵胞を育てる薬の注射は、採卵周期初回の診察で持ち帰ってもらって、毎日、自己注射を自宅で続けてもらいます。そして、卵胞が15〜16mmくらいまで育ってきたらGnRHアンタゴニストを打ちはじめ、ホルモン値や予想採卵数などを総合的に判断し、成熟卵が多く採れそうな日に採卵日を決定します。

そして、採卵までに卵子が飛び出してしまってそれまでの注射の努力が水泡に帰さないように、GnRHアンタゴニストの注射で自分のLH分泌を抑えます。GnRHアンタゴニストの注射は1日おきに打ちます。回数は3回くらいのケースが多いですが、それより多くなることもあります。

いつ精子と出会ってもよい、卵巣を旅立つ準備がすっかり整った成熟した卵胞の大ききさは、約20mmくらいです。ただ、これも年齢、残っている卵子の数、ホルモン値などで変わります。卵胞の本当の成熟度は、大きさだけではわかりません。エストラジオールの値、前回の診察の記録、また、医師が観察から受ける全体的な「印象」も診断の大切な要素です。

最後は、hCGもしくはGnRHアゴニストを1本打てば、それが採卵の引き金を引くLHサ

ージの代わりとなり、これで採卵への準備は完了です。患者さんはこれ以降、採卵まで、気が抜けるくらい何もすることがありません。卵子はこの間に、発育段階の最後の仕上げ作業を行うと考えられています。

そこで医師は、成熟の過程が完了したと考えられ、しかし卵子はまだ卵巣から飛び出してはいない、そのタイミングを見きわめて採卵を行います。採卵は、タイミングが早すぎれば卵子が未熟であり、遅すぎれば卵子が排卵して卵巣からいなくなってしまいます。

引き金になる注射を打ってから36時間というのは、大体それくらいということです。次の第6章でお話ししますが、年齢が高い人の卵子は採卵が遅いほうがよいという傾向があります。いちおう36時間くらいが目安になると覚えてください。

薬に対する反応の早さで個人差がありますが、注射を始めてから採卵までの日数は、平均的には14〜15日です。この間の通院回数は、3〜4回というところです。

卵子がまだたくさんある人には、このアンタゴニスト法で積極的に多数の卵胞を育てることをおすすめしています。そして卵胞がありすぎる場合はGnRHアゴニストで安全に排卵できる状態へ導き、逆に卵胞が少なめの方にはショート法、さらに余裕のない人には簡易刺激を選んでいます。卵巣刺激法のメニューは施設によって違いがありますが、世界の潮流としては大体このような方向に向かっています。

第5章 ● 体外受精と顕微授精

卵巣刺激法の選び方

どの卵巣刺激法を用いるかの判断基準ですが、年齢とAMH検査の値がもっとも確実に卵子の余裕を表しています。

しかし、その判断に統一基準があるわけではないので、浅田はクリニックの臨床データから図5－6のような基準を作り、目安としています。

以前は、FSH（卵胞刺激ホルモン）の値、胞状卵胞の数、過去の治療歴、年齢を基準として刺激

図
5-6　　**卵巣刺激法を選ぶ際の目安**

（歳）

簡易刺激法

※

アンタゴニスト法

AMH値

（ng/mℓ）

年齢とAMHの検査値を用いて、浅田が臨床データより作成した基準。※印の境界域については、症例の諸条件によりアンタゴニスト法、簡易刺激法、あるいはショート法を考慮する。施設により、卵巣刺激法の選択基準は異なる

法を選ぶ方法が長く用いられてきましたが、現在ではAMH検査を重視しないわけにはいきません。ですから、年齢が高くてもAMHの値が高い人には、採卵数を増やすためにアンタゴニスト法をすすめています。

しかし全体的には、受診年齢の上昇に従って、アンタゴニスト法で多数の卵胞の成長を期待できる人は年々減っているのが現状です。かわりに増えているのは、簡易刺激といった卵胞が少ない人に向いた刺激法の仲間です。

簡易刺激は、卵子の数が少なくなっている女性に向いた方法です。薬は卵胞は増やせず、できることは、セレクション（半年前から育ちはじめた複数の卵胞から排卵する卵子が決定）のときに残る卵胞が1個だけにならないように。他の卵胞も消えないようにするだけです。そこに、大量のホルモンを入れてみても、卵胞が少ないので余ってしまうだけです。

簡易刺激では、目標の採卵数は1〜数個程度です。この個数ではなかなか妊娠できない人も多いのが事実ですが、何周期か繰り返していけば累積の採卵数は増えていくことになり、妊娠に至る人もいます。しかし、妊娠しても年齢か高い人では流産も多く、出産まで至るのはなかなか大変なのが現実です。

2021年に浅田がクリニックで実施した5420周期のうち、簡易刺激を実施したものは約3分の2に相当する3362例を占めました。受診される方の年齢が高いためです。保険

薬を使わない自然周期は妊娠率が低い

卵巣刺激法には、紹介してきた簡易刺激、調節卵巣刺激のほかに**自然周期**という薬を使わない

適用で今後変化があるかもしれませんが、今のところ体外受精の件数は増えても、効果の高い治療の割合は減っています。

簡易刺激の場合、月経周期の3日目に初めて受診し、薬を持ち帰ります。薬はクロミフェンを中心に内服薬のみで毎日飲みます。もしくは隔日でhMGの注射を加えた刺激もあります。そして卵胞が育ってきたらhCGの注射を打って採卵します。卵胞が育つまでの日数は個人差が大きくて、2〜3週間かかる人もいます。

さらに年齢が高くなって卵子が減っていくと、簡易刺激もできない状態となります。この方たちは身体の中のFSH（卵胞刺激ホルモン）、LH（黄体化ホルモン）が高くなり、薬を投与しなくても、いつでも注射を打ち続けているような状態になっています。

ですから、エストラジオールを投与して脳の下垂体前葉に卵胞が育ってきたように見せかけるなど、卵巣刺激法以外のさまざまな方法で対応していくことになります。このエストラジオールを使った治療法については、第6章で詳しく解説します。

方法もあり、日本では多く行われています。明確な定義はありませんが、卵子を多数採ろうとはしない方法です。

日本産科婦人科学会が全国の体外受精の成績を公開している「ARTデータブック」は2020年に卵巣刺激法別データを公表したことがありますが、日本では、全国で実施された体外受精のうち自然周期が7・4％を占めていました。おそらくこの中には、調節卵巣刺激で排卵誘発剤の副作用がひどく出てしまってつらかったから選択したという人もいることと思います。

しかし、自然周期は妊娠率が低いので、海外ではほとんどすすめられていません。妊娠率は、調節卵巣刺激、簡易刺激、自然周期の順で低くなります。

英国には、信頼性の高い医学論文を慎重に検討し、国のガイドラインを

図5-7 英国では、国が刺激法の実施について指針を出している

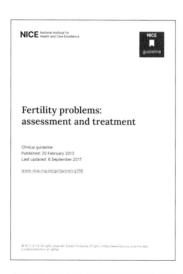

英国の国立医療技術評価機構（NICE）が医学的根拠に基づいて治療の具体的なことをまとめた不妊治療のガイドライン

Fertility problems: assessment and treatment, Clinical guideline（nice.org.uk/guidance/cg156）

作成している「国立医療技術評価機構（NICE：National Institute for Health and Care Excellence）」という組織があります。ここは不妊治療についても診療ガイドラインを作成しており、ここで自然周期について触れられています（図5−7）。インターネットで誰でも見られるようになっているこのガイドには、「推奨事項」に次のような記載があります。

・クロミフェンとゴナドトロピン（筆者注：hMG製剤など）による卵巣刺激法を行った体外受精は、自然周期の体外受精よりも妊娠率が高いことを女性たちに知らせること。
・自然周期の体外受精を女性に提案しないこと。

（『不妊の問題　アセスメントと治療　診療ガイドライン 〔最終更新2017年〕』より引用）

日本では希望者が多い方法が、英国では国から「提案しないこと」と言われていることには驚かされます。英国は不妊治療がずっと国費でまかなわれてきましたから、効率のよくない治療法に税金が支払われるのは世論が許さないという事情もあるでしょう。しかし、女性が妊娠率について知識を持つべきであり、専門家は知識を与えるべきだということに関しては、国による違いがあってはおかしいと思います。

もちろん、自然周期の体外受精で妊娠できないというわけではありません。英国でも、ガイド

ラインはクロミフェンやゴナドトロピンの使用を強制しているわけではなく、医学的な理由があ
る人、宗教上の理由がある人は相談をしているようです。

ただ、薬を使いたくない特別な事情があるわけではないなら、とくに刺激法によって差が開く
30代後半の方は、妊娠率についてよく考えたうえで判断してください。

採卵から検卵まで

採卵は、経腟式の手術です。卵子を採るのは医師の仕事で、腟から経腟式超音波のプローブを
使い、穿刺針で刺し、超音波によるモニター画面を見ながら、卵胞をひとつずつ突いては卵胞液
ごと卵子を吸引します（図5 − 8）。

針を腟壁ごしに刺して卵巣に入れ、さらにその中の卵胞へと針を進めることになります。刺す
針は、19〜20ゲージという、採血のときよりやや太い針になります。

採卵は超音波のモニター画面を見ながら進められます。それを見ていると、いくつも卵胞がで
きている人は、画面にたくさん見えている丸い黒い玉のようなものが、ひとつずつ吸われてなく
なっていくのを見ることができます。

採卵時は麻酔を使えば、麻酔をするときの注射以外に痛みはありません。浅田のクリニックで

は、点滴による静脈麻酔が使われます。

所要時間は麻酔をかけるか、卵子が何個採れるかによって大きく変わりますが、麻酔をして20個くらい採るとしても、10〜20分程度で終了します。

採卵後は、安静室のベッドに移り、休憩します。新しい麻酔は以前のもののように気持ちが悪くなることもないし、すぐに目覚めます。麻酔が覚めたら、その後1〜2時間休んで帰宅します。

図5-8　**採卵の方法**

- 卵管
- 子宮
- 卵巣
- 卵胞
- 穿刺針
- 超音波プローブ
- 腟

腟から超音波プローブと穿刺針を入れ、モニターを見ながら卵巣内にある卵胞を突き、中にある卵子を卵胞液ごと吸引する

採れた卵子は、ひとつずつディッシュ（直径3cmくらいのプラスチックでできた専用の小皿）に受け、取り出されたそばから胚培養士が顕微鏡で確認します。この作業は**検卵**といいます。卵子が体外に出ると、そこからは胚培養士の技術や培養室の設備が妊娠成績を左右します。

卵子を受け取ってから培養までの過程をすべて担う培養室は、生殖補助医療の施設にとってまさに心臓部にあたる場所です。

図5−9の写真は浅田のクリニックの培養室ですが、採卵室と培養室は隣接していて、壁には卵子を入れたディッシュを手渡す窓があいています。胚培養士が採卵の様子をモニター画面で見ながら培養室の顕微鏡の前で待っていると、目の前の窓から採卵直後の卵子が最短距離でやってくるという仕組みです。

採れたばかりの卵子は、卵胞の中で卵子に栄養を供給してきた顆粒膜細胞などが周

図
5-9　　　**培養室の様子**

採卵直後の卵子が入ったディッシュを窓（写真右）から受け取り、胚培養士が顕微鏡で卵子の様子を確認する（浅田レディースクリニック培養室）　撮影／河合蘭

りにたくさんくっついたままです。ですから、肉眼でもディッシュの中に卵の白身のようなもやもやしたものが認められます（図5―10）。

この中に、0・1mmほどの大きさの卵子があるはずで、胚培養士はそれを顕微鏡下で探します。そして、見つけた卵子を顆粒膜細胞がついたまま、培養液を入れた専用のディッシュに移します。そのディッシュを、環境を胎内に極力近づけた培養器に入れます（図5―11）。

採卵では、事前に超音波検査で見えていた卵胞すべてから卵子が採れるとは限りません。

採れた卵子は顕微鏡で見るといろいろな状態のものがあり、その様子によって名前がつけられています。採ってみたら成熟し切っていない**未熟卵**だということもあります。すでに卵細胞が生きておらず、外側の殻のみの卵子を**変性卵**と呼んでいます。

採れた卵子が変性卵だったと言われたら、患者さんはがっかりするかもしれません。でも、変性卵は若い人にもあり、年齢が高くなると増えるということもありません。こうしたものが混じ

図
5-10　**採卵直後の卵子**

中央にある卵子の周囲に顆粒膜細胞がついており、もやもやして見える

194

るのは自然の摂理で、しかたがないこととなのです。

　未熟卵についていえば、卵子の質が悪いわけではありません。体外受精の技術がまだ至らなくて、早く採卵しすぎてしまっているのです。未熟卵をまったくなくすことはできませんが、医師が採卵のタイミングをよく考えれば、減らすことはできるものです。

　卵胞の成熟の度合いは、大きさだけではよくわかりません。年齢や残りの卵子数が関係しています。年齢が高い人の卵胞はゆっくり育つ傾向があるので、若い人と同じように「卵胞の大きさが何mmになったらhCG製剤を打つ」などといった一律のやり方では、

図 5-11　採卵した卵子を育てる培養器

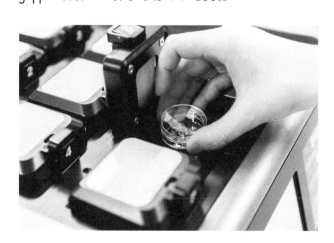

低酸素で子宮内と似た環境にした培養器に、胚培養士が卵子の入ったディッシュを入れる様子。この培養器は患者ごとに分かれた個室になっている（浅田レディースクリニック培養室）

未熟卵が増える結果となります。

胚の培養は体内と同じ低酸素環境で行う

女性が採卵を行う一方で、男性は体外受精の際に精液を提出します。その精液を人工授精のところで説明したような方法（第4章参照）で、受精しやすい状態に調整するのも胚培養士の仕事です。

調整した精液を、卵子の入っているディッシュにマイクロピペットで入れることを**媒精**（ばいせい）と言います（図5－12）。この作業も胚培養士が行います。媒精が終わったら、培養器の中で一晩おきます。

ディッシュに入れられた精子は、不思議なことに、目も鼻もないのに卵子のいる方向を認識して、一斉に卵子に向かって泳いで行きます。その仕組みはまだよくわかっていません。そして、やがて卵子を取り囲むと、卵子の外側の壁（透明帯）を突き抜けようと酵素を出しはじめます。胎内では、一般的に卵子のところまでたどり着ける精子は100個から1000個と言われ、卵管にそれくらいの数の精子があるときに自然受精が起きているようです。しかし、体外での受精には10万個程度の精子を必要とします。媒精では、調整した精液にそれくらいの数の精子が入

るように、精液検査のときの要領で、顕微鏡下で見ながら精子数をカウントしています。

精子の総和量が少ないときは、媒精の受精率は下がります。その場合は、精子を直接卵子に入れる顕微授精を考えます。

受精の確認は、媒精を行ってから約19時間後に行っています。正常に受精した受精卵は、**前核**という2つの核が見える状態になります。そうなれば、媒精がうまくいったのだとわかります。

前核は、ひとつは卵子のDNAが入っている**雌性前核**、もうひとつは精子のDNAが入っている**雄性前核**です。まもなく2つは合体してひとつになり、両親から半分ずつDNAをもらった子どもの核となります。

やがて、この細胞は翌日にはその核をコピーして分身を作った2細胞から4細胞になり、3日目には8細胞と進んでいきます。4日経つと細胞同士がくっついてくる桑実胚になり、5日目に真ん中に腔が生じる**胚盤胞**となります。自然妊娠では、胚盤胞の段階で受精卵が子宮に到着します（第2章 図2−14参照）。

胚盤胞では、細胞の数は100個前後になっていて、分

図
5-12 　**体外受精で行われる「媒精」（イメージ）**

卵子（中央）と培養液が入ったディッシュの中に、調整した精液をそっと入れて受精するのを待つ

化も始まっています。身体は成人では約37兆個の細胞でできていますが、ほとんどの細胞は、働く場所に適した特別な細胞となって働いています。

それは、分化が起きるからです。

細胞は、最初はどの細胞にもなることができるのですが、やがて、特定の細胞になるために必要な遺伝子だけが発現して、他の遺伝子は発現しなくなり、なるべき細胞になっていきます。

胚盤胞は、もう同じような丸い細胞が集まった塊ではありません。受精卵の外周を取り巻く透明帯の内側に丸く盛り上がって見えるものは、これから胎児になっていこうとしている**内細胞塊**です。内側をぐるりと囲んでいる**栄養膜**は、着床したら胎盤になっていく細胞たちです。

それが大きくなって**拡大胚盤胞**となると、殻を脱ぐように受精卵は透明帯を脱ぎ捨てます。

これを**ハッチング（孵化）**と言います（図5 ‐ 13）。

このハッチングを助けるために、レーザーで卵子の透明帯を切る**アシステッド・ハッチング**と

図
5-13　ヒトの受精卵も「孵化」していた

受精卵がハッチング（孵化）する瞬間。右にあるのが、透明帯から脱出しようとしている胚盤胞。透明帯を脱ぎ捨てると、胚は着床に向かう

いう技術もあります。

こうした経過を観察するために、モニター画面で**タイムラプス動画**(時間を早回しにして見られる動画/図5‐14)が見られる培養器が開発されました。培養器にカメラが内蔵されていて、定期的に胚を撮影し続けているのです。

受精卵は分裂して細胞が増えてくると**胚**と呼ばれますが、胚培養士は培養器の扉をあけずに、胚の様子を外側から見ることができます。

タイムラプスモニタリングがタイムラプス撮影による観察、できるようになってから、前核がふた

図 5-14　タイムラプスモニタリングの画像

培養器の扉を開けずに、パソコン上で中の胚の様子を確認できる。培養過程の一部始終を連続写真で撮り、動画のように再生できるので、胚の変化を見逃すことがない

つできたことを確認しやすくなりました。前核は、核膜が消失し、ふたつが融合してひとつになってしまうと、DNAはあまりにも細いので何も見えなくなってしまいます。正常な受精の証が現れている時間は短いのです。ですから、たとえば、胚培養士が見ていない間に終わってしまうと**不受精卵**と判定されるリスクもありました。

これが導入されたメリットは、正常卵の見落としがなくなったことと、培養器内の特殊な環境（低酸素環境）がより安定的に保たれるようになったということです。

タイムラプス撮影ができる培養器がないときは、胚の様子を観察するたびに培養器の外に出す必要がありました。ところが、私たちが暮らしているこの環境は、胚が本来いるはずの環境とはまったく違う別世界です。

培養器の中は、受精卵の本来の居場所である卵管や子宮の中に限りなく近い環境が求められます。それは、温度は37℃、酸素濃度はわずか5％、そして二酸化炭素濃度は6％に保たれた低酸素環境です。一般的な空気は、酸素濃度が20％、二酸化炭素濃度は0・04％ですから、大きく違います。胚が育つために必要なこの環境は、私たちの遠い祖先の細胞である真核細胞が生まれた当時の地球環境に似ており、個体発生は進化の過程を繰り返すという言葉を思い出さずにはいられません。

胚の評価方法

最近は、このタイムラプスの記録映像と、膨大な件数の治療結果を学習したAIが登場し、世界的な開発競争になっています。胚の成長の動画をAIに学習させ、それが子どもになれる可能性をAIで判定しようという試みです。

胚が複数できた場合は、どの胚を移植する（子宮内に戻す）のかを決める必要があります。その方法で現在一般的なのはふたつあり、ひとつ目は見た目、成長の様子など、外から見てわかることをもとに判断する方法、ふたつ目は胚に染色体異常がないかを見る**PGT−A**という方法で、このあと説明します。遺伝学的方法と、タイムラプス映像の組み合わせにより総合的に判断するやり方が、近い将来、胚の評価方法の主流となっていくでしょう。

基本的なのは、外から見てわかることでグレードを評価する方法です。さまざまな基準が作られてきましたが、図5−15は初期胚の分類においてもっとも古典的なもののひとつで、浅田の留学先であるジョーンズ・インスティチュートのヴィークが作った分類です。割球の形や大きさが均質で、フラグメント（断片）が少ないものが良いとされます。

初期の胚と胚盤胞では、評価法胚盤胞の評価で有名なのは、**ガードナー分類**というものです。

図
5-15

初期胚の評価方法の一例

グレード1

フラグメント（細胞の断片）がなく、細胞が均等に分割している

グレード2

フラグメントが少しだけ見られるが、細胞は均等に分割している

グレード3

フラグメントが少しあり、細胞の分割が不均等

グレード4

フラグメントが多く、細胞の分割が不均等

グレード5

フラグメントがかなり多く、細胞の分割が不均等

ジョーンズ・インスティチュートのヴィークが作った胚の評価方法。割球の形や大きさ、フラグメント（断片／細かい粒のように見える部分）の多さでもっとも良いグレード1から5まで分類される

Veeck, L. L., *Atlas of the Human Oocyte and Early Conceptus Vol. 2*より

が異なるのです。ガードナー分類では、小さな内腔ができたものから大きくなって透明帯を脱ぎ捨てたものまで、胚盤胞を6段階に分けます。そして、胎児になる内細胞塊と胎盤になる栄養外胚葉をABCの3段階で評価します。たとえば、もりもりとした形の良い内細胞塊、栄養外胚葉を持った胚が透明帯を脱ぎ捨てたら、それは「6AA」とされます。

評価は目視で行いますので、どの胚培養士も同じ評価ができるようになるには十分な訓練が必

要となります。

高い評価の胚が出産に至りやすいという傾向はあります。ただし、評価の高い胚が出産に至るとは限らず、低い評価の胚の出産例もそんなに珍しいものではありません。この胚の評価が、生まれてきた子どもの健康状態や学業成績などとまったく関係がないことは言うまでもありません。最高ランクとされた胚が、成長して凶悪犯になることもあるでしょうし、「まず妊娠しないでしょう」と言われた胚が偉大な天才に育つこともあるでしょう。人間の価値は、このような初期発生の細胞の形を見ても何ひとつわかるわけはありません。

胚の染色体異常を調べるPGT-A（着床前検査）

着床前検査と呼ばれることもあるPGT-A（ピージーティーエー／Preimplantation genetic testing for aneuploidy：着床前胚染色体異数性検査）は、胚盤胞の段階まで育った胚の細胞を少し採って、染色体の本数異常が起きていないかどうかを調べる遺伝学的検査です。

子宮に戻す前の胚を調べることは欧米では1990年前後から行われており、もとはと言えば遺伝性疾患が心配な人が胚の遺伝子を調べるための検査として始まったことでした。不妊治療にも、遺伝子は深く関係しています。妊娠しなかったり、流産したりするときは、胚の染色体に本

数異常があることがとても多いのです。

染色体とは、遺伝子が折りたたまれたものです。ヒトの染色体は2本1組のものが22組あるのが普通なのですが、1本（モノソミー）や3本1組（トリソミー）になってしまった染色体があると、ほとんどは生まれてくることができません。妊娠の不成立、もしくは流産になってしまいます。

そこで、不妊治療で子宮に戻す胚を選ぶときにもこの検査が行われるようになりました。若い人でも、PGT−Aで胚盤胞の胚を調べると5〜6割に染色体異常が見つかります。これが45歳頃になると、9割以上の胚に染色体異常があります。

当初は8個くらいしか細胞がない時期にそのうちの2個を採って検査していたので胚へのダメージが問題でしたが、胚盤胞まで育ててから調べられるようになると、安全性が高まりました。胚盤胞の細胞には、胎盤になる細胞と、胎児になる細胞があります。PGT−Aでは、その胎盤になる細胞のほうから5〜10個の細胞を採ります。これを次世代シーケンサーという機械にかけて分析すると、胚に染色体異常があるかどうかが判定されます。

PGT−Aには、染色体異常があっても生まれてくることができた胚が排除されてしまうという倫理的課題もあります。遺伝子の量が少ない21番染色体が3本ある胚は、2割程度と可能性は

低いですが、生まれてくることがあり、ダウン症候群（21トリソミー）の子どもとなります。18番、13番染色体が3本ある場合も、ダウン症よりさらに低い確率ですが、18トリソミー、13トリソミーの子どもとして生まれる可能性があります。

しかしPGT－Aは、その判定結果を見ると、外から見ているだけの従来の方法が、いかに誤りやすいかを実感します。外から見ると実にきれいな胚に染色体異常が見つかるケースは、珍しくありません。浅田の経験では、最高のグレードだった胚が四倍体と判定されたこともあり、さすがに驚きました。四倍体とは、すべての染色体が4本になってしまう染色体異常です。染色体の本数は、どれか1本だけが違ってもほとんどの場合生まれてくることがないので、すべての染色体で本数が違うこのケースでは決して生まれてくることはありません。このような胚でも、外見だけで判断する方法では「とてもいい胚」とされ、子宮に戻されてしまいます。

ただ、染色体異常は、妊娠不成立・流産になる理由のトップではあるものの、理由のすべてではないので、染色体異常がない胚も3〜4割くらいは妊娠しません。

染色体の本数は正しいのに妊娠しない胚は、染色体の中にある遺伝子に問題があるのかもしれません。ビル工事にたとえて言うと、設計図が入っているフォルダの数は正しいけれど、そのフォルダの中に間違った設計図があったということです。遺伝子は正常なのにそれがうまく働かないこともあります。設計図は正しく書かれているのに、職人さんがそのとおりに作れなかったと

いうことです。

PGT-Aで染色体異常はないと判定された胚を子宮に戻すと、妊娠率は7割弱くらいです。必ず妊娠するわけではないですが、見た目で選ぶ方法の妊娠率は若い方でも25％くらいですから、かなり高いと言えます。胚がいくつもでき、どの胚から子宮に戻そうか決める際、PGT-Aを行うと早く妊娠できる可能性があるのです。

すばらしい技術に見えるPGT-Aですが、いくつか問題点や議論はあります。

まず、保険診療としてまだ認められていないので、費用が大変高くなってしまうことです。1個の検査料金が6万〜7万円かかります。

そして、混合診療の問題がここでも出てきます（第1章参照）。ひとつ自費診療が入ると、体外受精の工程すべてが自費診療になってしまうので、治療の総額がとても大きな金額になってしまいます。欧米では当たり前に行われているPGT-Aに保険が適用されないのはとても残念です（2023年7月現在）。でも2023年3月、厚生労働省は、大阪大学が先進医療としてPGT-Aを実施することを了承しました。これを機に、状況が変わっていくことが期待されますので、最新事情に注目しておいてください。

206

PGT−Aは、胚がたくさんできたときに有効

PGT−Aにはネガティブな見方もあります。確かに、PGT−Aはできた胚を調べるだけで、その胚の赤ちゃんになる力を強める効果はまったくありません。

もともと赤ちゃんになる胚があった人は、PGT−Aをしてもしなくても、その胚を戻せば赤ちゃんになります。赤ちゃんになる胚ができなかった人は、PGT−Aをしてもしなくても、妊娠不成立や流産になります。このことから、PGT−Aはやってもやらなくても同じであり、意味がないという意見が出てきます。わざわざ高いお金をかけて、PGT−Aをがんばってもしかたがないというわけです。細胞を採ることのダメージも、わずかながらあります。

それはその通りなので、浅田のクリニックでは、今のところ一部の方にだけPGT−Aを提案しています。胚盤胞が10個以上できたときに、どれから移植していくか選びたいときには医師から提案します。しかし、胚が2〜3個くらいのケースではすすめません。

やはり、今はPGT−Aは胎盤になるところの組織を採っているので限界があると思います。胎盤の細胞のDNAは赤ちゃんの細胞と基本的に同じとされていますが、実際にはまったく染色体の本数が違うとされたのに、正常な子どもが生まれている例もわずかながら存在します。

同じではなく、一致率は8〜9割にとどまると言われています。

悩ましいのは**モザイク**と判定されたときです。正常な染色体の細胞と染色体異常のある細胞が混ざっている状態をモザイクといいます。

5細胞を検査して、すべて**異数性**（染色体の本数が違うこと）だったら多分赤ちゃんもそうである可能性が非常に高いと考えられます。しかし、5個のうち2個だけが異数性だったら迷ってしまいます。最初は、そうしたものは子宮に戻さない傾向がありました。

でも、中には、胚が少ししかできなかったけれどPGT-Aをしてみる人もいます。その結果、染色体が正常な胚がひとつもなく、モザイク胚はあったという結果になれば、モザイク胚に期待をかけたくなる人もいます。

PGT-Aが普及し、やがてそういう人たちが実際にモザイク胚を子宮に戻した先のデータが蓄積してくると、程度の軽いモザイク胚では、ほとんどの場合、健康な赤ちゃんが生まれていることがわかってきました。そのため、最近では、正常な細胞のほうが多いモザイク胚、また、**セグメンタル**といわれる部分的な異常と判断されたモザイク胚は、子宮に戻すようになってきました。

モザイク胚でも染色体が正常な子どもが生まれる理由は、いろいろと考えられています。ひとつには、胎盤になる細胞は、胎児になる細胞よりモザイクになりやすいのではないかという考え

208

方があります。また、胚の一部の細胞を採ったときにDNAが壊れてしまうのではないか、つまり検査という行為がモザイクを作っているのではないかという説もあります。モザイク細胞は、命が発生して間もない時期にはあっても、成長するにしたがい排除されていくのだろうといった説もあります。

今後の課題はまだいろいろと残っているPGT-Aですが、出産に至る可能性がほとんどない胚を戻さないですむと、やはり患者さんは助かります。胚を子宮へ移植しても妊娠しないのは精神的にもつらい体験ですし、治療期間も長くなり、仕事との両立もその分だけ大変になります。

何人か産みたい人にとっては、そのために年齢が上がっていく焦りもあるでしょう。

最近、PGT-Aの欠点を補う試みとして、胚が浸かっていた培養液を検査するniPGT-Aという方法が出てきました。培養液中に、胚から脱落したDNAの断片が落ちているので、それを調べるというものです。胚から採取する細胞に比べれば傷みがあるはずですが、海外では8～9割は細胞を調べたときと結果が一致するという論文が出ています。

今の方法では、細胞は5個くらいしか採らないので他の細胞の情報が得られません。しかし培養液中にはもっとたくさんの細胞からDNAが落ちているでしょうから、一部の細胞を調べているより有利な面があるかもしれません。今後、PGT-Aは、この方法に置き換わる可能性があります。

精子は首を押さえると動かなくなる

媒精ではなく、顕微鏡下で胚培養士が卵子の殻を破り、精子を中に注入するのが**顕微授精**（ーCSI）です。

顕微授精は、1992年、イタリア人で、当時ベルギーで研究をしていたジャンピエロ・パレルモ博士が世界で最初に報告しました。

しかし、その前段階として、卵子の中までは精子を入れず、透明帯だけを破るPZD（Partial Zona Dissection：**透明帯部分切除法**）や透明帯と細胞質の間、囲卵腔に精子を注入するSUZ—（Subzonal Insemination：**透明帯下精子注入法、囲卵腔内精子注入法、「スージー」**）と呼ばれる）などの技術は、世界的に研究が始まっていました。細胞膜を破ったら、卵子は死んでしまうと皆思っていたのです。当時、卵子の中に精子を入れるのは危険すぎると思われていました。

じつはパレルモ博士のラボでは、このSUZIを行おうとしたところ、胚培養士が誤って細胞質の中まで精子を入れてしまったのだそうです。翌日、それが前核を形成しているので、精子を細胞質まで入れてしまってもよいということが偶然にわかりました。

浅田の師であるランツェンドルフ博士も、ジョーンズ・インスティチュートでパレルモ博士の顕微授精成功に先行して、顕微授精によるヒトの受精卵を作ることに成功していましたが、なか

なか妊娠例が出なかったので1988年にこの研究を断念しています。浅田も、もともと顕微鏡下の受精技術に興味があったので、ランツェンドルフ博士が使わなくなった設備や薬剤を引き継いで、1993年にハムスターの卵子で顕微授精の実験を始めました。

1988年までのジョーンズ・インスティチュートでは、精子をいったんマイナス20℃に凍結し、動けなくなる反応「不動化」を起こした精子を卵子に入れていたので、実験は難航していました。

そこに、「ベルギーでは、泳いでいる（生きて動いている）精子を入れているらしい」という噂が伝わってきたのです。それで浅田は、試しに泳いでいるヒトの精子をハムスターの卵子に入れてみたのですが、案の定、精子はいつまでも卵子の中を泳ぎまくって卵子を壊してしまいました。

その後、今度はベルギーでは精子をディッシュの底に細いピペットで押さえつけて動きを止めているらしいという情報が入り、それを試したらうまくいきました。前述のジョーンズ博士夫妻もベルギーに飛んでいろいろな情報を得てきたので、ジョーンズ・インスティチュートがあるノーフォークの地でも顕微授精ができるようになりました。

ですから、事実上、パレルモ博士の大発見は何であったかと言えば、それは、精子は首のあたりを押さえつけられると動かなくなってしまうという驚くべき性質に気づき、それを顕微授精に使ったということです（図5－16）。精子は、動けなくなっても、そのことが受精現象に支障を

きたすことはありません。

顕微授精は今も、元気に泳いでいて、押さえやすい所にいる精子を選び、ピペットの先でディッシュの底にスッと押さえることから始まります。

そして、ぴたりと動きを止めた精子を尾のほうからピペットに吸い込み、それを卵子の細胞質に注入します。このピペットは、先端が針のようになっているインジェクションピペットというものです。

浅田が米国で顕微授精に出会った頃、最初にやったのは卵子にスッと入ってくれる切れのよいインジェクションピペットを作ることで、これには半年間かかりました。今のように既製品のピペットが売られていたわけではないので、毎日、ピペット作りをしていました。

そして次に取り組んだのは、安全に顕微授精を行うために卵子の中にある**紡錘体**の位置を調べることでした。

顕微授精が始まった当初、研究者たちはじつにいろいろな心配をしました。当然、卵子の構造

図 5-16　**精子をピペットで押さえている様子**

精子の首の少し下の部分を細いピペットで押さえると、動かなくなる「不動化」が起こる

体を壊す心配はありました。中でも、細胞分裂のときに染色体を分配する役を担っている紡錘体は、これを刺してしまえば卵子は細胞分裂ができなくなります。

蛍光顕微鏡、共焦点レーザー顕微鏡でたくさんの卵子を調べたところ、紡錘体は、第１減数分裂でできる**極体（第１極体）**のそばにあることが多く、離れている場合でも90度以内にあることがわかりました（図5-17）。ですから普通の顕微鏡でも見られる極体を、時計の文字盤で言えば12時もしくは6時の位置に固定して、3時か9時の方向から刺せば、紡錘体を突いてしまう心配はない、ということがわかりました（図5-18）。

実際の顕微授精では、卵子をくっつけておけるホールディングピペットという器具を使うの

図5-17　卵子の中にある紡錘体と極体の位置

第１極体

透明帯

精子

囲卵腔
（透明帯と細胞膜の間）

紡錘体

第１減数分裂でできた第１極体は卵細胞から吐き出されているので見える。紡錘体は細胞内にあるので見えないが、第１極体のそばにあり、これを損傷すると卵子は生きていけない

Veeck, L. L., *Atlas of the Human Oocyte and Early Conceptus Vol. 2* より改変

で、卵子は正しい角度で固定されます。

顕微授精の増加

顕微授精は、無精子症を抱えるカップルにとって大変うれしい技術となったわけですが、最近は、そのような問題のない場合も顕微授精を実施するケースが増えています。

その背景には、顕微授精の技術が向上してきたことと、卵子がなかなか採れない人の増加があります。せっかく採れた卵子も、すべて受精卵になるわけではないことはこれまで述べたとおりです。そして、卵子が使えなくなってしまうときは、受精のところでつまずくケースが意外と多いのです。困ったことに、これは実際に媒精してみなければ判明しません。1回目は問題なく受精したカップルでも、2

図
5-18　卵子に精子を入れる様子

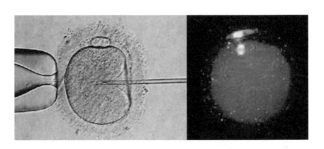

右の図の上で光っている部分が、特殊な顕微鏡で見た卵子の中にある紡錘体。左は通常の顕微鏡で映した様子。卵子の上部にある極体を12時の位置に固定し、3時の方向から針を刺して精子を入れると紡錘体を壊すことなく授精できる

回目をやってみると受精しなかったというケースは珍しくないのです。

こうした状況から、専門施設では、複数の卵子が得られたら通常の媒精と顕微授精の2通りで

受精させる**スプリット**と呼ばれる方法がとられるようになっています。

以前、浅田のクリニックのラボで年間1500個（1人当たりの平均）の顕微授精をこなして

いるベテラン胚培養士6名のデータを検討したところ、彼らの顕微授精で正常に受精が起きた割

合は80・7％でした。これに対し、同時期に媒精で受精させたものの正常受精率は68・3％に留

まりました。

顕微授精は習得に歳月のかかる職人技なので、施設差があります。ですから、胚培養士の技術

によっては、顕微授精と媒精で受精率が変わらないこともありますし、むしろ媒精のほうが高い

率で受精しているところもあります。

でも技術力のある施設では、とくに「これが、この女性にとって最後の卵子かもしれない」と

思われるような卵子を受精させる場合は、少しでも可能性の高い方法を選びたいものです。そし

て今は、そういうケースが珍しくはないのです。

以前は**ワン・デイ・オールド・イクシー、レスキュー・イクシー**と言って、媒精の数時間後あ

るいは翌日に受精の反応がなかった受精卵に対して、顕微授精を行うことがありました。しかし

卵子は、採卵から時間が経っていないほうが元気です。そこで今は、採卵できた卵子の半数を媒

不妊治療Q&A

Q 生まれた子どもの追跡調査は行われていますか?

精で、半数を顕微授精で受精させるスプリットが広がりつつあるのです。

顕微授精は、このように対象が拡大しつつあります。

生まれてきた子どもに、何か特有なことがあるのではないかという不安を持つ方は少なくないのですが、現在のところ、顕微授精が理由と考えられる問題が起きているという報告はありません。ただし、このような新しい技術には、長期にわたる継続的な追跡調査が必要です。

日本では、厚生労働省の研究班が「生殖補助医療により生まれた児の長期予後の検証と生殖補助医療技術の標準化に関する研究」を行いました。また、海外では、日本以上にさまざまな報告が行われています。

今のところ、顕微授精や受精卵の凍結で子どもの異常が増えるという報告はほとんどありません。

ささやかながら、浅田のクリニックでも妊娠して不妊治療を卒業していく患者さんにお願いし、インターネットによるフォローアップ調査を行っています。先天性疾患の有無や子どもの成長などについて質問に答えてもらっているのですが、とくに変わったことは見られません。さまざまな調査を見ると、通常の体外受精も、顕微授精も、それによって生まれた子どもの人数が増えるほど、子ども全体の平均像に近づいています。

Q 自費診療の不妊治療にはどれくらいの費用がかかりますか?

保険適用の場合には、保険点数が国によって決められるので施設間で差はありません。だいたいの目安として、浅田のクリニックの場合は次の通りです。

自費の治療については施設によって違いがあります。巻頭付録1をご覧ください。

・最初の基本的な検査……血液検査、超音波検査、卵管造影検査の合計で4万〜6万円くらいです。
・タイミング法……1周期あたり1万〜2万円。
・人工授精……1周期あたり2万〜3万円。
・体外受精……20万円台前半〜80万円(受精卵の凍結も含む)。採れる卵子の数によって大きな差が出ます。これとは別に、卵巣刺激に使う薬代が2万〜30万円かかります。

・胚移植……1周期あたり12万〜16万円（薬代も含む）。

Q 体外受精を受ける施設は、どのようなポイントに気をつけて選べばよいのでしょうか？

体外受精は産婦人科ならどこでも行っているわけではなく、専門のクリニックか専門外来を受診するのが基本です。専門施設の中でも治療に対する考え方が違うため、事前にウェブサイトを見たり、説明会に行ったりすることをおすすめします。オンラインの説明会も増えました。

妊娠率も施設によって開きがあるので知りたいし、サイトに載っていることもあるので気になりますが、妊娠率は分母と分子の取り方で大きく変わってくる点に注意しましょう。

体外受精は、治療を開始した人すべてが受精卵を子宮に戻せるわけではありません。採卵時に、卵子が1つも採れないこともあり得ます。さらに、卵子が採れても受精卵にならなかったり、培養中に死んでしまったりすることもいくらでもあります。ですから、分母を「治療を始めた人」にすれば妊娠率は低く見えますし、「胚移植をした人」にすればぐっと高く見えます。

たとえば日本産科婦人科学会のデータによると、2020年の日本全体の妊娠率は、移植1回あたりで見ると、33・9％もあります。しかし、これを治療開始あたりの妊娠率で見ると、18・4％に下がります（全年齢）。

さらに分母に対して分子のほうも、妊娠検査薬が反応した時点で妊娠とするか、それとも、超音波検査で胎嚢が認められたことを示す「臨床妊娠」を妊娠とするかで数字は変わってきます。これが出産に至った率を求める「出産率」となれば、さらに分子は小さくなります。

データを公開している多くの施設は、高い妊娠率を誇るためにデータを公開しているので、胚移植の数を分母にしたものが多いようです。でも、きちんとしたデータを見せようという姿勢のあるところは、何が分母であり、何が分子であるかを明記したうえで数字を示していると思いますので、気をつけて見てみてください。

患者さんが知りたいのは「自分がそこで胚移植をしたら何％の確率で出産できるか」ではなく、「自分が、そこで治療を始めたらどれくらいの率で出産できるのだろう」ということですから、欲しいものは開始した治療す

図
5-19

米国では、不妊治療の施設ごとの妊娠成績が公開されている

米国では、国の組織が治療施設から治療件数、出産率などの報告を受け、誰でも見られるようにインターネット上で公開しているため、患者は施設を選びやすい

https://www.cdc.gov/art/reports/2020/pdf/Report-ART-Fertility-Clinic-National-Summary-H.pdf

べての件数を分母にしたデータでしょう。それを患者さんが医師に質問していくことも、透明性のある医療を作っていくために大切なことかもしれません。

米国には、生殖補助医療を実施している施設の治療成績を施設ごとにインターネット上で公開する仕組みがあり、治療レベルを全国的に高めるために役立っています。

図5－19は、その一例です。米国で国がまとめて公開しているこのデータ集を見れば、その施設で何人が治療を始めて何人が出産に至ったかという、患者さんがいちばん知りたいデータが詳細にわかります。ここでは分母、分子に何をとるかはすべて決められており、施設が好きなように決めることはできません。

日本では、日本産科婦人科学会が全国のART（体外受精、顕微授精などの生殖補助医療）実施施設に治療成績を報告させ、全体の結果を学会のウェブサイトで公開しています。しかし、施設ごとのデータは一切公開していません。ですから患者さんは、かかりたい施設の治療成績がわからないか、もしくは妊娠率が高く見えるようなデータをした成績しかわからない状態になっています。

日本は、患者さんが全国どこの施設にかかっても治療の質が保証されるようにするためのシステム作りが遅れています。その中で、「日本生殖補助医療標準化機関（JISART）」は、施設の設備や運営については審査を行っており、日本で唯一のART施設の質の向上を目指した組織です。ただ、ここも治療成績など

については認定基準を設けていません。

第 **6** 章

胚の移植と
凍結

胚の凍結技術の進歩によって、これまでは難しかった方
法で妊娠率を上げることが可能になってきました。受精
卵はどこまで培養すべきか、どのタイミングで移植する
のがよいのか。最新の見解を紹介します。

採卵した周期は妊娠率が低い

この章では、体外受精の後半にあたる、胚を体内に戻すまでの過程を詳しく見ていきたいと思います。

先ほども書いたように、受精卵は、成長を始めて細胞が増えてくると**胚**と呼ばれるようになります。胚は、妊娠すると**胎芽**と呼ばれる時期を経て、やがて胎児となります。

体外受精は簡単に「培養室で受精卵を作って子宮に戻す」と説明されることが多いのですが、最近は、子宮に戻すまでに胚を凍結したり、子宮内膜を薬で整えたりするといったいくつものプロセスを経るようになりました。そこにも、妊娠率を左右する要素があるとわかってきたからです。

排卵誘発剤を使用した周期は、卵胞を育てるにはよいのですが、よい子宮内膜ができにくいというお話をしました。ここで改めて説明しましょう。

卵胞は、育ってくると自らエストロゲンを大量に分泌するようになりますが、このとき、黄体ホルモンも少しずつ出し始めています。黄体ホルモンは、本来は排卵したときから増えていき、子宮内膜を増殖期から分泌期に変化させるのですが、卵巣刺激法でたくさんの卵胞が育ってくる

と黄体ホルモンの総和量が早くから高くなってしまいます。そうすると、子宮内膜の変化が早くから進んでしまい、胚の発育とタイミングが合わなくなってしまうのです。

体外受精の現場は、長い間この問題に悩んできました。そこで現在では、卵子を採る周期と、子宮内膜を作って胚移植を行う周期は別にするという考え方が浸透してきました。

体外受精では、胚の成育がゆっくりになることもあります。やはり、本来は胎内で発育するものを身体の外に出して育てているのですから、同じペースでは成長しないこともあるのです。

次周期以降の移植を可能にしたのは、胚を凍結する技術の進歩です。胚を安全に凍結しておくことができれば、翌月以降に子宮内膜の状態を整え、準備OKとなったときにそれを融解して子宮に送ることができます。

凍結胚移植は1990年頃からやむを得ないケースに対して行われてきましたが、凍結していない胚である**新鮮胚**の移植に較べると、ずいぶん妊娠率が低いものでした。技術が未熟だったので、凍結によるダメージが大きかったのです。

しかし、2006年に**ガラス化法（超急速ガラス化保存法）**（後述）という優れた凍結技術が登場して普及していくと、状況は一変しました。

日本産科婦人科学会のデータ（図6-1）を見ると、凍結胚移植による胚移植当たりの妊娠率は2003年に新鮮胚移植を上回り、その差はどんどん開きました。現在の妊娠率は、新鮮胚で

は2割に留まりますが、凍結胚移植では3割台中盤を推移しています。

こうして良い受精卵はすべて凍結してしまうことを**全胚凍結（フリーズ・オール）**と言います。

新鮮胚移植をやめると、採卵周期では子宮内膜への影響を気にせずに薬を使えるようになりました。あとでまた触れますが、移植周期では胚と子宮内膜のマッチングをじっくりと検討することもできるようになって、妊娠率は大きく伸びました。

保険診療でも、全胚凍結は認められています。

このように、技術の進歩によって次々にめまぐるしく変化していくの

図
6-1

受精卵は凍結し、翌月以降に子宮へ戻したほうが妊娠しやすい

胚移植による妊娠率。2003年に凍結胚移植の妊娠率が新鮮胚移植を上回り、現在では凍結胚移植のほうが新鮮胚移植の1.5倍高い妊娠率になっている

日本産科婦人科学会が2022年に発表した「ARTデータブック2020」をもとに作成

半永久的に胚を凍結保存できる理由

が、生殖補助医療の大きな特徴です。それは、実施施設が新技術を高いレベルで駆使できている ことが前提条件となりますが、日本産科婦人科学会のデータを見ると、日本の施設で行われてい る凍結技術はおしなべて高いようです。

以前は、融解すると5〜20個に1個くらいの割合で受精卵が死んでしまうことはまれです。現在のガ ラス化法による凍結では胚が死んでしまうことはまれです。

ガラス化法による凍結の手順を、図6-2にまとめました。まず、使われるのは**クライオトッ プ**と呼ばれる細長い棒状の器具です。この先端は0・8㎜と非常に細い幅のプラスチック板にな っていて、ここに、顕微鏡下で液体の凍結保護物質と共に胚を載せていきます。

家庭用の冷凍庫でも「急速凍結」という言葉で冷凍室の性能がアピールされていますが、細胞 を凍結するときは、できる限りスピーディーに凍らせることがダメージを最小限にすることにつ ながります。ましてや生きたまま凍らせたい卵子は、もののたとえや誇張ではなく、本当に〝瞬 時〟に凍結させなければなりません。そのためには凍らせたいものの体積が重要で、クライオト ップの上でいかに小さな凍結保護物質のドロップ（小滴）を作るかが、胚を凍結のダメージから

図 6-2　ガラス化法による胚の凍結

① 容器に入っている凍結保護物質（写真では左上と左下）に胚を一定時間入れて、細胞内の水分を凍結保護物質と入れ替える。

② 凍結用の容器・クライオトップの先端に、凍結保護物質の小さなドロップで覆った胚を載せていく。作業は顕微鏡下で行われる。

実際の様子

クライオトップ

拡大

③ クライオトップに載った胚は、マイナス196℃の液体窒素に浸けて一気に凍結する。写真は、胚培養士がピンセットでクライオトップを持ち、液体窒素に浸したところ。
そしてもう一方の手では、手前の凍結保存タンクから、ケーンと呼ばれるクライオトップを収納する杖状の容器を引き上げている。

④ 凍結した胚を載せたクライオトップは、すみやかにケーンに収めてマイナス196℃の液体窒素に満たされたタンクに入れる。このタンクで保管している限り、胚は半永久的な保存が可能となる。

守るための非常に大切なポイントになります。

日本人は、このような手先の器用さを要求される技術が得意なので、凍結融解胚移植の成績が良いのだと思います。浅田は、国際会議に出かけると、なぜ海外ではまだ新鮮胚移植が多いのだろうとよく感じますが、海外の培養室は、どうやらこういう作業が苦手なのだと思います。

こうして凍結保護物質に守られ、クライオトップに載った胚は、一気にマイナス196℃の液体窒素にドボンと突っ込んで、一瞬のうちに凍結します。

凍結された胚は、**ケーン**と呼ばれる金属の器具にセットして、凍結タンクの中につるします。1本のケーンには10本のクライオトップをセットすることができます。クライオトップには1本ずつバーコードを貼って、取り間違いを防止しています。

生き物やその身体を構成する細胞は、ふつうに凍らせれば死んでしまいますが、それは水分が凍るときにできる氷の結晶、**氷晶**（ひょうしょう）が細胞を壊してしまうからです。水を抜いて、氷晶を作ることなくガラスのような状態で固まる凍結保護物質に置き換えるので、この方法はガラス化（vitrification）と呼ばれています。ガラスは、固体でありながら結晶を作らないため、液体のときも固体のときも体積が変わりません。

胚は60％が水なので、本来は生きたまま凍らせることはできません。ですから、胚の中にある

水分を凍結保護物質と置き換えるのです。

それには、胚を凍結保護物質の溶液に浸して、浸透圧を利用します。凍結保護物質の溶液は水より高濃度で浸透圧が大きいので、胚の中の水は溶液中にしみ出していき、胚には溶液が入ってきます。こうして水分を抜いた胚を急冷し、氷晶ができる温度帯を一気に通過させます。温度を下げるために必要な液体窒素の補充さえできれば、胚は、この中で半永久的に保存することができます。

ただ、これは社会にとって「生命とは何か」という概念に混乱が生じることでもあります。そのため日本では、日本産科婦人科学会が『ヒト胚および卵子の凍結保存と移植に関する見解』の中で、「胚の凍結保存期間は、被実施者が夫婦として継続している期間であって、かつ卵子を採取した女性の生殖年齢を超えないこととする」として凍結胚の使用に規制をかけています。ですから日本の不妊治療を行う施設では、離婚もしくは夫婦どちらかが死亡した場合はその胚を移植したり、契約を更新して保存し続けたりすることはできないはずです。日本は体外受精についての法的な環境の整備は非常に遅れており、国の定める法律がいまだに存在しないので、学会の見解が事実上それに代わるものとなっています。

融解するときは、37℃の融解液にすばやく入れます。こうして、細胞内の凍結保護物質を培養液と入れ替えるわけです。融解液は濃度が違う4段階の液があり、最後は培養液に入れます。

融解が終わった胚は、胎内と同じ37℃の培養液の中で成長を再開します。無事に融解したかどうかは、胚が発育するか否かで確かめられます。壊れてしまった細胞は、立体感がないので、見ればすぐにわかります。

融解した胚は、子宮内膜の状態が整っていればいつ子宮に戻してもいいのですが、胚盤胞で凍結された胚は、たいてい当日に胚移植となります。胚盤胞になる前の胚は、少し培養してから胚移植をすることもありますが、ケースバイケースです。

独身なら卵子凍結しておくべき?

ガラス化法が開発されて、もうひとつ大きく変わったことは、今まで非常に生存率の悪かった未受精卵子の凍結も実用になったということです。

卵子は、本当に成熟を終えるのは受精のあとで、未受精の状態では受精卵より弱いのです。ですから、従来の方法では安全な凍結が難しかったのですが、ガラス化法の登場で生存率がかなり改善されました。これが、メディアで盛んに報道され、結婚が遅くなりそうな女性たちの大きな関心を集めている**未受精卵凍結(卵子凍結)**です(ノンメディカルな卵子凍結)。

この技術は、「子作りは先送りしてもいい」という風潮を助長するという懸念もあります。そ

れでも社会の関心は高く、女性向けのメディアでは繰り返し取り上げられています。卵子の老化が気になっている人の中で目立つのは、結婚して不妊のクリニックに来ている人たちですが、じつはそれは氷山の一角に過ぎず、卵子について不安に思っている人のほとんどは、独身なのだと思います。

保険適用はありませんが、2022年には東京都が、卵子凍結を希望する健康な女性への助成案を示し、話題を呼びました。2015年には千葉県浦安市がこれを実施しています。

ただ、採卵という処置を必要とし、毎年、高額な保管料を支払い続けるにもかかわらず、実際に、凍結しておいた卵子を使って出産に至った人はきわめて少ないという現実もあります。なかなか凍結卵子で出産できないおもな理由は、技術的に無理だからではありません。パートナーを見つけるのが難しいのです。

浦安市は、卵子凍結の費用の助成を少子化対策だとして行いましたが、少子化対策としては、長時間労働の改善や若いカップルへの経済的支援など結婚の促進につながる対策のほうが圧倒的に重要でしょう。

考えてみると、パートナーが見つかった場合も、すぐに凍結卵子を使うかといえばそうでもないと思います。すぐに自然妊娠する可能性もあり、その場合は凍結した卵子は要りません。

凍結融解後の未受精卵は受精率が低いので、それを使って妊娠するには顕微授精が必要です。

それを考えると、自然妊娠のほうがはるかに楽です。妊娠しにくければ凍結卵子を使うかもしれませんが、凍結したものの中によい卵子があるかどうかは、やってみなければわかりません。卵子凍結をした時点ですでに年齢が高かった人たちは、出産を期待できるだけの数の卵子が採れていないことが多いようです。

このように、あまり有効性が高くないこともあって、女性たちも、実施する場合は不安を和らげるための「おまもり」と思っているようです。しかし、今は若い女性の関心度も上がって、この目的の卵子凍結を行っている施設は、近年、急激に増えてきています。

これから放射線治療や化学療法に入るがん患者さんが妊孕性（にんようせい）（妊娠できる力）を温存するための卵子凍結も、実施施設が増えています。乳がんの発症年齢が下がって未婚の患者さんが増えていることもあいまって、これは生殖医療専門医の新しい大事な役割となってきました。

日本産科婦人科学会によると、2020年の1年間に全国では凍結融解後の未受精卵を使った ART（生殖補助医療）が295件実施され、これによって40人の子どもが生まれています。

未受精卵子の扱いについて、日本産科婦人科学会は前述したように、保存期間を「女性の生殖年齢を超えないものとする」と定めていますので、実施施設はその意を汲んで具体的な年齢限界を設けているはずです。たとえば前述の浦安市の事業では、子宮に戻すのは45歳までとしています。

学会がこうして高齢妊娠の増加を防ごうとするのは、その産科的リスクを考えてのことです。

妊娠・出産は、医療のない時代には女性の主要な死亡原因でした。

妊娠することだけを考えれば、たしかに、卵子が若ければ妊娠率は高くなるという事実はあります。

たとえば自分の卵子ではなく、海外のエージェンシーを介して若い人の卵子をもらう**卵子提供**も存在しています。今、不妊治療についてインターネットで調べ物をすれば、ウェブサイトでもツイッターなどのSNSでも、日本では不可能な手段を海外で実行させてくれる生殖サービスの広告がたくさんあることに気づきます。国内にどのような議論や規制があろうとも、お金さえ出せば、海外で自由にさまざまな生殖医療技術を使えるのが今の現実です。

卵子を提供された女性の妊娠率は、見事に、卵子を提供した女性の年齢相当となることが知られており、米国が全米のARTの実績をまとめているデータでも、加齢による出産率の低下は見られません（図6－3）。妊娠することだけを考えれば、閉経後の女性でも、妊娠に必要なホルモンを身体に補充し、若い人の卵子提供を受ければ可能です。

しかし、胚を受けとめる女性の子宮は老化していますし、血管や心肺機能の老化も進んでいますので、出産のリスクは確実に高まります。

河合が以前取材をしたとき、海外で卵子提供を受けて帰国して出産した人たちのほとんどは40

代で、中には50代の人もいました。

そうした人たちを多く受け入れていた都心部の病院に聞くと、海外で卵子提供を受けた超高齢出産の人たちの妊娠経過は、胎盤の異常、妊娠高血圧症候群などが驚くほど多く、非常に危険性の高いものでした。母体の命が危なかったケースを経験した医師が、学会などで警鐘を鳴らす場面もありました。

こうした背景から、日本生殖医学会の倫理委員会は2013年に『未受精卵子および卵巣組織の凍結・保存に関するガイドライン』

図 **卵子提供では、年齢によって出産率は**
6-3 **下がらない**

卵子提供で妊娠した人の出産率。出産率は、若い女性の卵子を使えば、加齢の影響は見られない

米国CDC 国立慢性疾患予防・健康増進センター生殖部門「2020 Assisted Reproductive Technology（ART）：Fertility Clinic and National Summary Report」より

を出し、「未受精卵子等の採取時の年齢は、40歳以上は推奨できない。また凍結保存した未受精卵子等の使用時の年齢は、45歳以上は推奨できない」と具体的な年齢を示しました。

胚を2つ移植するか、1つ移植するか

「胚をいくつ子宮に戻すか」は、生殖補助医療の安全性をめぐる重要なトピックです。

多胎妊娠は、出生全体から見ると、日本では1％程度です。しかし体外受精は、かつて妊娠率アップのために3個の胚を子宮に戻していた時期があり、これが当時の国の多胎率を押し上げていました。2000年頃は、全国的に、体外受精を行えば2〜3割は多胎になるとされていました。

当時の凍結技術のレベルは未熟だったので、新鮮胚移植で多数の胚が使われていたのです。

不妊治療では「双子が欲しい」と希望する患者さんが少なくないのですが、多胎妊娠は赤ちゃんの早産、母体の血圧上昇など明らかなリスク上昇がいくつも認められる妊娠です。倫理的にももっとも問題になったのは、自然妊娠ではきわめてまれな三つ子や四つ子以上もあり、減胎手術の増加につながったことでした。減胎手術とは、複数の胎児のうち、一部の子を中絶して数を減らすことです。

また、多胎の赤ちゃんは新生児集中治療室（NICU）で治療する率も高いのですが、そのと

き複数のベッドを使うことになります。体外受精の増加はそのまま多胎妊娠の増加となり、周産期医療を圧迫しました。

河合は、新生児集中治療室がひどいベッド不足に悩んでいた時期に周産期医療の現場を何ヵ月間も取材していましたが、いつも満床の新生児集中治療室がベッドをあけるためには、すでに入院している子を治療半ばにもかかわらず他の病院に移したり、早く家に帰したりしなければなりませんでした。

多胎妊娠は、単胎の子に較べて早産や母体の妊娠合併症などが多いため、その子たち自身も、出産の前後や新生児期の死亡率が高いのです。このような、妊娠率のことしか考えない不妊治療のあり方は長く続くはずもなく、産科医療・新生児医療関係者から強い非難の声が高まったのが2000年代の半ばでした。

こうした背景から、日本産科婦人科学会は『生殖補助医療における多胎妊娠防止に関する見解』を出します。そして胚移植の個数は1個とする「単一胚移植」を求めました。

不妊治療の現場では、妊娠率が下がることは受け入れられないと思う患者さんがたくさんいたことでしょうが、全国で多くの治療施設が一斉にこの見解に協力できたのは、技術の進化もあってのことだったと思います。

凍結技術の進歩により、一度に多数の胚を戻す必要がなくなってきていて、単一胚移植でも何

とか患者さんを納得させられるレベルの妊娠率に達していたということです。2008年に、日本産科婦人科学会がこの見解を出して大きく報道されると、全国的に単一胚移植が普及していきました。

日本産科婦人科学会が出した見解では、胚の個数について「生殖補助医療の胚移植において、移植する胚は原則として単一とする。ただし、35歳以上の女性、または2回以上続けて妊娠不成立であった女性などについては、2胚移植を許容する」と記され、現在では多くの施設がこの規定を守って治療をしています。

世界的な潮流も、これからの生殖補助医療は凍結技術の進歩を活かして「単一胚移植」で、安全で、かつ妊娠率も高い医療を目指していこうという方向へ向かっています。

残る課題は、これまでも述べてきましたが、卵子の数を調節できない一般不妊治療による多胎妊娠の増加です。これが克服されれば、不妊治療による多胎妊娠の率は限りなく自然妊娠に近づくはずです。

一般不妊治療で多胎妊娠を増やさないのは、現在のところ難しいことです。調節卵巣刺激でたくさんの卵胞を育てようとするときとは正反対に、卵胞を増やさないための卵巣刺激法があればいいのですが、うまい方法が今のところありません。多嚢胞性卵巣症候群（PCOS）の人はとくに難しく、妊娠率を下げずに卵胞を減らす刺激法がないのが現状です。

いよいよ卵子がなくなってきたときの"最終手段"

採卵周期と移植周期を別にする凍結胚移植は、今まで生殖補助医療が「お手上げ」だとし、「卵子が老化しているからどうしようもない」と言ってきた高年齢女性に対してメリットがあることもわかってきました。

もちろん、今なお、加齢による不妊は治療がとても難しいことに変わりありません。

卵巣に卵胞がたくさんあれば、調節卵巣刺激で、できる限りたくさんの卵胞を生かすことができますが、もともと卵巣にある卵胞が少ない人は簡易刺激を選ぶことになります。そうした人が多いですし、さらに、簡易刺激の薬にすら反応できず、超音波で何回卵巣を見てもいっこうに大きな卵胞が見えてこない閉経移行期の人もいます。

簡易刺激とは、FSH（卵胞刺激ホルモン）、LH（黄体化ホルモン）の値を上げる方法です。でも、閉経移行期の人は、すでにそれらのホルモンが過剰といえるほどたくさん出ています。卵子がいっこうに育たないので、脳の下垂体は「これでもか！」と大量のFSHとLHを出しているからです。

その結果、卵胞は受容体の反応が悪くなり、ホルモンに反応しない状態になっています。生体

は、刺激が多すぎると、それに慣れてしまって無反応になるのです。

一般的な方法ではなく、保険診療は認められていませんが、浅田はこのような人には、卵胞が出すホルモンであるエストラジオールを投与しています。今考えられる方法としては、いよいよ妊娠しにくくなった人に対する最終手段になりえると思っています。おもに、卵胞が育ちにくくて保険診療をやめる方、回数などの制限を超えても体外受精を続ける方が対象になるでしょう。

本来、卵胞が育ったときに分泌するエストラジオールが薬で血中に増加すると、脳の下垂体は、それは外からきたものではなく、卵巣から出てきたエストラジオールだと勘違いします。卵胞が育ったからエストラジオールを作り始めたと思い、ネガティブ・フィードバックを起こしてFSH、LHの大量放出をやめてくれます。これらのホルモンが適度な量に落ちつくと、受容体は感受性を回復します。すると、卵胞は反応を始めるので、それを待って採卵するのです。

このような場合は胚が1つしかできないことも多いので、若い人のように体外受精の有効性が高いものではありません。でも、その人にとっては、とても貴重な卵子です。それなら、人工授精などの一般不妊治療よりも、顕微授精をしたほうが高い確率で受精させられます。

実際、体内で妊娠する際の最大の障害は、卵管が排卵してきた卵子をとらえられない「ピックアップ障害」だということが最近わかってきました。卵巣から卵子がうまく飛び出すことも、飛び出した卵子が卵管に入ることも、そんなに確実なことではなく、妊娠できている人でもピック

アップできていない日があるだろうと言われるようになりました。とても貴重な卵子が、そこで腹腔内に落ちてしまってはいけません。そのため、こうした場合にも体外受精がすすめられます。

体外受精では、不妊の障害をすべて取り除いて受精卵の育つ力だけに懸けることができます。

幸い、エストラジオールを投与しても、卵子の質には悪い影響が出ませんでした。昔から「エストラジオール値が高い状態で採卵すると、卵子の質を落とす」と言われてきたのですが、それはエストラジオール値が高い状態が、子宮内膜の準備を進めるプロゲステロンの分泌を早くから増やしてしまうためだったようです。早々に準備を完了してしまった子宮内膜は、最良の時期をそう長くは保てないのです。

しかし現在は、採卵後に胚を凍結し、次の周期以降に移植する「凍結融解胚移植」を行うケースが多いわけですから、採卵周期にできた子宮内膜はどのみち使いません。

ですから、凍結融解胚移植なら、エストラジオール値は高くてもデメリットはありません。

実際、浅田が調べてみたところ、AMH検査の値が低い人ほど採れた卵子の卵胞液中エストラジオールの値は高くなっていて、とくにしっかり成熟したものは、とてもきれいな相関関係を示しました（図6−4）。閉経移行期の卵胞は、大量のエストラジオールがないと成熟できないと考えられます。

この方法は、更年期のホルモン補充療法を妊娠するために応用していると言えます。ホルモン

補充療法というと、かつて話題になった発がん性との関係を不安に思う人もいますが、そのような影響のある量ではありません。更年期のホルモン補充療法も、現在では、安全な使い方が確立しています。

じつは、エストラジオールの影響を避けたいのなら、妊娠しないことがいちばんいい、と言えます。妊娠すると、エストラジオールの量は妊娠週数が進むにつれてどんどん上昇して、そのピークである分娩前後の時期には、1万6000 pg／mℓくらいになります。これは、この治療法で使う薬に含まれるエストラジオールの量の数倍から十数倍にあたり、しかも妊娠中ずつ

図
6-4　**AMH値が低い人は卵子の
エストラジオール値が高い**

（pg/mℓ）

■ 卵子1個あたりのエストラジオール値
□ 成熟卵子1個あたりのエストラジオール値

エストラジオール値

AMH値

（ng/mℓ）

AMH検査の値が低い人ほど、採れた卵子あたりの卵胞液中のエストラジオール値が高くなっている。閉経移行期にある女性の卵子は、成熟に大量のエストラジオールを要すると考えられる

浅田レディースクリニックで2013〜2023年に実施した1万1344症例のデータをもとに作成

と続くのです。

40代の胚で妊娠率を上げるコツ

ほとんどの卵子が消えた卵巣の中で約40年間も生き残ってきた卵子には、たとえば「長期保存に役立つ保存料のような物質が他の卵子よりたくさんある」「長期保存モードは、解除するのに時間がかかる」といった、若い人から得られる卵子にはないユニークさがあるかもしれません。

もし本当にそうならば、体外受精のプロセスも、年齢の高い人の卵子に対しては、ゆったりしたペースで進める必要があります。

体外受精の採卵は、「引き金になる注射を打ってから36時間後に行います」とどの本にも書かれていますが、海外では、「高年齢の女性では、30分遅くして36時間半後にしたら妊娠率が上がった」という報告も出てきています。

長く生きてきた卵子は、十分な成熟に時間がかかるのだと思われます。若い患者さんが多かった時代に言われていた数字は、見直しの時期にきている可能性が高いでしょう。「昔から、そう言われてきた」というものの中には、じつは科学的根拠に乏しい、個人的な意見のようなものも意外と多いものです。

この章のはじめに、体外受精では胚の成長がゆっくりになることがあると書きましたが、実際に卵子が少ししか採れない40代の人の卵子では、こうしたことが起きやすいのです。

年齢が高い人の卵子は、胚盤胞になるはずの5日目になってもその前の段階に留まっているケースが増えます。年齢ごとの胚の発育の様子を記した図6-5を見るとわかるように、30歳以下の女性の卵子は2〜3個に1個の割合で胚盤胞移植に使える良好胚盤胞に育ちますが、43歳以上の女性の卵子ではそれは5〜6個に1個になってしまいます。初期胚盤胞になる率も、凍結の対象となる良好胚盤胞になる率も、年齢とともに低くなります。

胚盤胞移植は、培養液の進歩によってこれが可能になったとき、その高い妊娠率で話題をさらいました。

自然妊娠で子宮に胚が到着するのもこの段階なので、体外受精が自然妊娠に一歩近づけたようにも見えました。

でも、身体の外で胚盤胞にまで育つような強い胚が妊娠しやすいのは、当たり前のことです。移植法がどうかという話をする以前に、まず、胚盤胞移植が可能なケースは胚そのものがいいのです。

じつは、成長が遅くてなかなか胚盤胞にならない胚は、施設によっては廃棄としていることもあります。では、こうした成長の遅い胚は、見込みがないのでしょうか。

もしかしたら、長く生きてきた胚は万事ゆっくりで、のんびり屋なのかもしれません。さらに体外培養のストレスに耐える力が弱い、ややデリケートな胚なのかもしれません。医療はそれを老化した良くない胚だと言ってきましたが、胚にしてみれば、胎内とは違う環境に勝手に取り出されてとまどっているだけなのかもしれません。

そこで浅田のクリニックの培養室では、受精直後の胚である「前核期胚」の状態で凍結する方法、胚盤胞で凍結する方法の二段構えにしました。40代の人は胚盤胞に

図 6-5 年齢とともに、胚盤胞になる率は下がっていく

凡例：
- 受精3日目で6細胞以上に分割した胚
- 受精5日目で初期胚盤胞になった胚
- 受精5日目で良好胚盤胞になった胚

（%）

年齢	受精3日目で6細胞以上に分割した胚	受精5日目で初期胚盤胞になった胚	受精5日目で良好胚盤胞になった胚
30歳以下	72.5	62.4	41.3
31～35歳	69.7	58.3	38.1
36～39歳	67.5	54.1	34.2
40～42歳	66.3	50.5	27.5
43歳以上	70.4	46.9	22.9

年齢が高い人ほど、良好胚盤胞に至る割合は低く、受精から5日以上経っても初期胚盤胞に留まっているものが多い。初期胚盤胞は6日目、7日目に良好胚盤胞になることもあれば、途中で成長が止まることもある

浅田レディースクリニックで2013～2022年に実施した8451症例のデータをもとに作成

到達する率が低いので、基本的にすべて前核期で凍結します。正常な受精ができたことが認められた胚であれば、どれも大切に育てて、ひとつでも多くの胚にチャンスを与えたいからです。

凍結技術が良くなかった時代には、前核期や細胞分裂が始まった分割期で凍結するのが一般的でした。胚はその時期が、いちばん凍結に強いのです。移植に使うときは、これを移植する周期に融解し、もう2日間培養して分割期胚にまで成長させてから子宮に戻します。

6日目、7日目になって胚盤胞になった胚も、凍結融解胚移植とすれば妊娠率が上がります。成長の遅い胚は子宮に戻しても非常に妊娠率が低いと報告されてきましたが、それは、その報告が新鮮胚移植のデータで、採卵から6日目、7日目の子宮内膜に戻していたからです。

胚ではなく、子宮内膜の状態がもう悪くなっていたので妊娠率が低かったのです。子宮内膜も、胚と同じように一日一日と状態が変わります。準備を進めて、いちばんいい時期を迎え、そして胚が来なければ崩れてリセットに向かいます。その中で、胚を迎えるのによい期間をインプランテーションウインドウ（implantation window：**着床の窓**）といい、この期間は3日間ほどしかありません。

体外培養のストレスで、子宮内膜の胚を迎える準備と、胚の到着のタイミングがずれてしまったわけです。6日目、7日目の胚も、凍結しておき、次回以降の周期で5日目くらいの子宮内膜

に戻せば、胚は本来の力を発揮します。

高齢妊娠の人に必要なのはこうした工夫であり、胚盤胞移植にこだわる必要はまったくありません。

胚盤胞移植は、妊娠率を高めるのではなく、予選で胚を絞り込んでいるので妊娠率が高くなったように見えるだけです。卵子が多い人は予選を行って発育の早いものを選ぶメリットがあるかもしれませんが、高齢妊娠では、移植のチャンスを減らすだけです。

凍結時期の考え方には、複数の胚が採れたときに、一部を前核期のときに凍結し、他はもう少し培養して胚盤胞にチャレンジさせるやり方もあります。そうすると、胚盤胞凍結にしようとしていた胚の発育が途中で止まっても、前核期で凍結しておいた胚が使えます。それを使って妊娠する人も、たくさんいます。

前核期での凍結は、胚盤胞まで育てられる技術がなかったときから行われてきた方法です。体外受精は最新のものを追う性格が強いのですが、古い方法でもよいことは廃止せず、新しい方法と併用することで、よりよい結果が生まれるのです。これは、その一例でしょう。

子宮内膜を妊娠しやすい状態に整える

　胚移植を行う周期は、何ヵ月空けても妊娠率は変わらないのですが、多くの場合、採卵した周期の次の周期に実施されます。

　前述のように、採卵周期は子宮内膜を作るためには適さない状態ですが、その影響は次の周期には及びません。子宮内膜は基本的に、月経がくれば、前の周期のことはきれいにリセットされます。

　胚移植は、薬を使わない方法と使う方法がありますが、自然まかせでは先が読めず、ベストの日に移植が行えるとは限りません。確実にその周期に移植するためには、薬を使った**子宮内膜調整法**が実施されます。使う薬は施設によって注射、腟坐薬などさまざまですが、エストロゲンを補充する貼り薬の「エストラーナ」と、黄体ホルモンの飲み薬「ルトラール」の2種を投与する方法を一例として紹介しましょう。

　ルトラールは、じつはとても古い薬で60年くらい前から保険適用となっていて安価です。黄体ホルモンはふつうは腟坐薬なのですが、内服薬のほうが楽ですし、効果も優れています。

　服用スケジュールとしては、周期の初めに受診して薬を持ち帰ったら、隔日でエストラーナを

下腹部や背中など適当な所に貼り、途中で一度受診して子宮内膜の厚みを確認し、エストラジオールの血中濃度をチェックします。そこで順調であることが認められたら、以後エストラーナの枚数を増やし、ルトラールの投与日と移植日を同期させて移植日を決めます。

胚移植は、超音波で位置を確認しながら、移植用のカテーテルを子宮内に入れて卵子を送り込みます（図6-6）。柔らかいカテーテルなので、痛みはありません。所要時間は、内診台に乗ってから5〜10分程度で終了です。

注射筒に卵子を培養液ごと吸い上げ、超音波で子宮内を見てカテーテルの先が子宮内膜がある部分の真ん中付近に達したら、そこでそっと圧をかけて卵子を送ります。このとき、超音波の画面を見ていると、胚は、カテーテルを移動して子宮に入る白い小さな点として認めることができます。

胚移植のあとは、じっと寝ていたほうが着床しやすいと思う人が多いようです。実際に安静時間を取る施設もたくさんあります。しかし、浅田が臨床的な検証を実施してみたところ、これは、妊娠率とまったく関係がありませんでした。

考えてみれば、自然妊娠では、卵管から子宮に胚が来たことに気づく人などいなくて、皆ふつうに飛んだり走ったりしています。ですから、安静時間をもうけるのはやめました。不安かもしれませんが、成熟した子宮内膜はグリコーゲンを含む粘液を大量に分泌しており、イメージとし

図
6-6　胚移植の方法

経腹エコーを使った胚移植

子宮が腹部側に傾いている子宮前屈の場合

エコープローブ

腹壁

子宮内膜

子宮

膀胱

移植胚

カテーテル

腟

移植用カテーテル
の外筒

超音波で確認しながら、
カテーテルで胚を子宮の
中に送る。

経腟エコーを使った胚移植

子宮が背中側に傾いている子宮後屈の場合

カテーテル

子宮

腟

子宮内膜

移植胚

超音波プローブ

子宮の位置が腹部側に傾いている（子宮前屈）か、背中側に傾いている（子宮後屈）かで、超音波の方法が変わる

250

てはねばねばした網のようになっています。　胚移植とは、その網にごく小さな丸い粒が来て、く
っつくようなイメージです。

採卵相当日以降は、貼り薬に加えて、またルトラールの内服を始めます。この薬の飲み始め
で、内膜と胚の状態を同期させます。この周期は排卵していないので、黄体ができていません。
薬でエストラジオールを入れているため、ネガティブ・フィードバックが起きて、卵胞を育てる
FSHやLHが分泌しておらず、卵胞の排卵後の姿である黄体がないのです。

黄体がないということは、つまり自前のホルモンはありません。ですから、しばらくは黄体ホ
ルモンを入れます。　妊娠したら、この薬は、自分で作る胎盤のホルモン分泌が正常化してくる妊
娠9週まで続けます。そのくらいになると胎盤ができ、胎盤が黄体ホルモンを作るようになって
自前の黄体ホルモンの量がぐんぐん上昇します。これがじつは、つわりのもととなるのですが、体外
受精では、この時点で薬が要らなくなります。

子宮内膜調整法を行って胚を移植した場合、薬代や凍結胚の融解などの費用も含めて、1回あ
たり保険診療で5万〜6万円、自費診療で15万円程度となります。

妊娠判定

妊娠の判定は、最初の検査は胚移植から2週間後になります。尿検査で妊娠反応を見ますが、これはヒト絨毛性ゴナドトロピン（hCG）を検出する検査です。

ヒト絨毛性ゴナドトロピンは、将来胎盤になる栄養膜細胞から出ているホルモンで、黄体に働きかけます。黄体に、妊娠を維持するホルモン「プロゲステロン」を作らせ続けるのです。

妊娠反応が陽性の場合は採血をして、血中のヒト絨毛性ゴナドトロピンの検査も兼ねて、貧血の検査をします。

ただ、この妊娠の判定は、まだ流産の可能性もかなり高いごく早期の検査です。そのため、今は妊娠を段階的に確認するようになっています。月経予定日の1週間くらいあとになったら、超音波検査で赤ちゃんが入っている袋、**胎嚢**が丸く見えてくるので、この見え方が正常であれば妊娠は無事に継続していると判断され、**臨床妊娠**と呼ばれるようになります。

保険での不妊治療をしていた方は、この時点で「疾病としての不妊症は治癒した」とされ、保険診療が完了します。

次の節目はその1〜2週間くらいあとで、今度は赤ちゃんの心臓が動いている様子、**胎児心拍**

が超音波検査のモニター画面で認められるようになります。この段階になったら、妊娠が継続する可能性はある程度高くなったと考えられます。

最後に、今までお話ししてきた考え方に基づいた体外受精ではどれくらいの人が妊娠し、出産につながっているかを図6－7に示します。

不妊治療は、皆が妊娠で終わるわけではありません。流産も多くて、浅田のクリニックのデータを見返すと、最終的に出産できた人の割合は35歳以下では

図6-7　年齢別に見た体外受精での妊娠率・出産率

妊娠率も出産に至る出生率も、年齢とともに減少していくが、以前と較べると妊娠・出産率は上がってきている

浅田レディースクリニックで2013～2020年に実施した１万1776症例のデータをもとに作成

どんな方法でも、その人に合った方法がいちばん

6割、30代後半で4割、40〜42歳で2割、43歳以上では1割です。まだまだ出産に至ることができない人はたくさんいます。でも、これでも以前に較べれば、ずいぶんたくさんの人に赤ちゃんを抱いてもらえるようになりました。

不妊治療とはどういうものか、最新の事情はどうなっているのかがわかっていただけたでしょうか。保険適用拡大は、国民に広く治療の機会を提供した画期的なできごとでした。一方で、保険診療には限界があります。

保険診療は公的な財源をどの疾病の人にも公平に分配する必要があって、産婦人科以外の専門家が主なメンバーである複数の組織が、効果・安全性などを認めたことだけが可能になります。それは、不妊治療に専念する医師と、患者の合意だけで成立する自由診療と同じものにはなりません。

つまり、国が認めた医療とは、専門家・患者さんから見ると、必ずしもいちばん効率的な医療ではありません。最も困ってしまうことは、日本の保険診療には、ほんの一部分に、ささやかな自由診療を取り入れることも許されない混合診療の禁止というルールがあることです。この本の

254

前の版を出したのは2016年で、体外受精に保険が適用されるとは誰も思っていませんでした。

不妊治療、それもとくに体外受精や顕微授精は身体への負担も重く、たしかに、かつては小さからぬ危険を伴うものでした。過去を振り返るとOHSS（卵巣過剰刺激症候群）や多胎妊娠の増加など、身体への負担が重すぎる治療が社会問題になった時代もありました。しかし、その状況はOHSSに解決策を提示することができたGnRHアゴニストの登場、凍結胚移植の進歩、単一胚移植などにより、大きく変化してきています。やるべきことはまだたくさんありますが、不妊治療は常に動き続け歴史の浅い医療ながら、効果も安全性も高まっていることを知ってもらいたいと思ってこの本を書いてきました。

今の日本は、科学技術について時が止まったかのように古い情報が流布し続け、人々が混乱し続けるという現象が随所で起きています。不妊治療にもその傾向があると思います。そしてその犠牲者は、患者さんです。

いちばんわかってもらいたいことは、誰にでも良い魔法の治療はないということです。すでに述べたように、不妊に悩んでいる方の大半は、保険診療の範囲内で妊娠できます。でも、それが難しい人のための選択肢もあります。治療現場の医師は国とよく話し合い、さらに多くの患者さんがより早く、より確かに妊娠できるような効率的な保険診療体制を整えていきたいと考えてい

ます。自分に合った不妊治療を、最新の知識を持って選んでほしいということ、そして大変な不妊治療は早く卒業してほしいということが、この本に込めた私たちの願いです。

不妊治療 Q & A

Q 妊娠することができました。でも、まだ凍結した胚が残っているのですが、これはどのようになりますか?

治療施設は、所定の料金を支払うことで凍結胚を保管してくれます。自費診療の場合、料金はまちまちですが、浅田のクリニックでは、卵子をのせた細長いプラスチックシート（クライオトップ）を10本収めることができるケーンという器具1つあたりの保管料は、年間およそ4万～5万円です。

凍結卵を使う時期は、平均的には、出産後半年～1年後の人が多いようです。胚移植だけですから、育児中でもそんなに大変ではありません。授乳中でも、ホルモン剤を使えば胚移植は可能です。子どもがもう要らない場合や女性が50歳になった場合、パートナーとの離婚や死別があった場合は、廃棄ということ

高齢出産の負担を防ぐ観点から、45歳までには使用してもらうように言っています。

になります。

Q 流産をしてしまいました。流産の原因について検査を受けたほうがいいのですか?

流産のほとんどは、時期が違うだけで、妊娠しないことと同じ現象です。染色体の異常などによって、胚自身の育つ力がなかったために起こります。昔は流産を3回以上すると次も流産だと考えられていた時代もありましたが、今は、流産を2回した人なら80%、3回なら70%、4回なら60%、5回なら50%の患者さんが、薬剤を投与したりしなくても出産可能であることがわかりました。

また、原因不明の習慣流産に対するアスピリン、ヘパリン、プロゲステロンなどの投与は無効であることも証明されました。検査をしても原因が見つかる人はまれで、また、見つかったところで有効性が証明された治療法がありません。流産については過剰な検査や治療をせずに、妊娠を試み続けることがよいと思います。

Q 体外受精を何回か繰り返す場合、1年間に何回くらいできますか?

それは、医師の体外受精に対する考え方と、患者さんの状況によります。卵胞の数に余裕がある人

に調節卵巣刺激が行われる場合は、一度の採卵でいくつか受精卵ができ、それを戻していくことになりますから、1年間に採卵する回数はせいぜい2回くらいが限度です。

でも、余裕がない人に調節卵巣刺激を行う場合は、生涯に一度の採卵で出産してもらい、さらにきょうだいも産んでもらうことを浅田は目指しています。体外受精は何度も繰り返すものという考え方はしていません。

このような、もっとも妊娠しやすい方法で回数を少なく採卵するという考え方をする体外受精は、一見、高価です。薬や顕微授精のお金もかかり、注射などの負担もあります。でもそれは、少ない回数で、早く妊娠するほうがよいと浅田は考えているからです。

しかし、これと対照的なのが自然周期の体外受精です。自然周期での採卵を選んだ場合は、やろうと思えば毎月のように採卵できます。そして、1回あたりの料金は安くてすみます。しかし、1回ずつの妊娠率が低いので、回数が必要になります。

Q 卵巣刺激法など治療の方法は、自分で選ぶことができますか?

いろいろな方法を実施することが可能な施設は、日本にはそう多くはありません。しかし、その施設がどんな治療を行っているかをウェブサイトなどで見て、やってみたいことがあれば、診察時に聞

いてみるといいと思います。医師と話す時間が短い場合は、施設によっては不妊カウンセリングの専門家がいてさまざまな相談に乗ってくれます。

しかし、実際は施設によってある程度治療方針は決まってしまうので、最初から「こんな治療が受けたい」と思える治療を数多く行っている施設にかかるのがいちばんスムーズです。

おわりに

月日の過ぎるのは早いもので、2016年に本書の旧版が発売されてからもう7年が経ちました。この間、不妊治療を取り巻く社会情勢や環境は大きく変化しました。2013年に約22万件だった我が国の体外受精治療件数は、2016年には25万件を超えピークを迎えました。その後は、治療対象となる年齢層の人口減少が始まり、晩婚化・晩産化に加え、「未婚化」も進んできました。この影響でやや減少したものの、2020年も約23万件の体外受精が行われています。

旧版では、日本は体外受精の実施件数が世界1位で、非常に治療件数が多いにもかかわらず、1回の採卵あたりの出産率が世界一悪いと厳しい指摘をしました。しかし、残念ながらその後も同じ状況が続いており、我が国の不妊治療成績に大きな改善は見られなかったと言わざるを得ません。

この間、私自身は愛知・勝川、名古屋駅前に続き、2018年に東京・品川駅前に浅田レディース品川クリニックを開院しました。その後新型コロナウイルス感染拡大が始まり、2022年4月には生殖補助医療の保険適用が拡大され、環境の急激な変化に翻弄されてしまいました。現在は、保険適用拡大後の生殖医療について全ての不妊治療施設が模索をしている段階だと思います。

不妊治療における技術的な変化としては、新しい技術が色々発表されていますが、ここ20年あまり、体外受精、顕微授精、ガラス化法に続くようなブレイクスルーは起きていません。

一方、旧版時には最新の技術であったタイムラプスモニタリングができる培養器は、現在では多くの施設に導入されており、培養器としては大きな進化であったと思います。それに伴い、胚の形態的評価に対する研究も進んできており、赤ちゃんの誕生につながる良好胚をどのように見分けるかといった課題にAIを使った評価が導入されるなど模索が続いています。

新たな技術として期待された子宮内膜検査（慢性子宮内膜炎検査や子宮内膜着床能検査、子宮内細菌叢検査など）や、PRP療法（患者自身の血液から抽出した血小板を子宮内に注入し、子宮内膜の活性化を期待する治療）のような他科で普及した治療を応用するという試みもあります。しかし、いずれも患者さんや医療者が期待するような成果にはつながっておらず、評価しなおしてみると、新たな技術が結果として治療成績を下げているという報告も出てくる始末です。

新たなブレイクスルーとして期待されるPGT-A検査については、臨床研究としてスタートし、その後、通常の検査として行うことができるようになりましたが、結局、一部の先進医療認定施設以外では自由に検査を受けることはできていません。

不妊治療は長く自由診療であったため、世界と肩を並べて最先端の研究を行うことができましたが、保険適用拡大により、今後は研究もしづらい環境になっていくのではと懸念しています。

もちろんメリットもあります。保険適用拡大によって、それまで特殊な治療だと思われていた体外受精、顕微授精が非常に身近になり、その安全性が証明されたと受け止められています。より多くの不妊で悩む方が早く不妊治療、体外受精にアクセスできるようになったことはとても喜ばしいことだと思っています。

また、不妊治療は自由診療で発展してきたため、非常に儲かる業界であると思われているようです。美容整形業界や一般企業からの参入が相次いでいて、不妊治療がビジネスとして注目されている現状を私自身は苦々しく思っていました。そのような状況が、保険適用拡大のきっかけの一つになったのかもしれません。

もともと本書は、一般の方に正しい知識で不妊治療に臨んでいただきたいという理由から、河合蘭さんと共著で作りました。これから不妊治療を始める方、既に治療をされている方も、まずは正しい知識を身につけたうえで治療に臨んでいただきたいと思います。マスコミやネットで話題になっている治療法や検査の中身が正しく伝わっていないこともありますし、科学的ではなく非常に情緒的、商業的なものが多くあることも事実です。科学的に正しい不妊治療が普及し、より成績が向上する治療が患者さんに広まることを心より願っています。

2023年7月

浅田義正

本書の改訂版を出せたことを、とてもうれしく感じています。これも、旧版に対してたくさんの方が身に余る評価をくださったおかげで、感謝でいっぱいです。

今回の改訂のおもな目的は、この本を〝保険で不妊治療する方や、保険診療と自費治療の違いを知りたい方が便利に使える本に作り変えたいということでした。

保険適用の拡大、それは、日本の不妊治療にとって本当に大きな転換点でした。

保険適用に当たっては、まず、日本生殖医学会が保険適用の審議のためにガイドラインの作成を求められて、待望の全国統一ガイドラインがわが国で初めて作成されました。日本の不妊治療は「医師によって言うことがバラバラ」という問題があり、だからこそ私たちは患者さんたちのその悩みにこたえるべくこの本を書きました。旧版では「日本の不妊治療には統一ガイドラインもない」と書いたのですが、今やそれができたのですから、この本は夢がひとつかなったことになります。がん治療などに較べれば不妊治療の標準治療はまだこれからだと思いますが、有効で安全な治療とは何かを国全体で検証し、話し合って記していく場が生まれたのは素晴らしいことです。

そして劇的に治療費の負担が軽くなったことは、今まで治療していた人が助かるだけではありませんでした。これまで治療を躊躇していた人たちが、治療に入っていくという流れを作り出しました。　流れが変わり、風が変わったのです。実際に、不妊治療専門施設からは、「患者さんの

年齢が若くなった」という声が聞こえてきます。治療計画書作成の時点で、パートナーの参加を
マストにしたことも画期的でした。

あとは、社会が、保険適用拡大時代についてきてくれることを望みます。妊娠の知識が男性に
も、ビジネスの世界にも広がり、女性がもっと若いうちから妊娠できる社会になれば、ただ女性
の年齢が高いというだけで妊娠に苦戦するカップルは少なくなるでしょう。妊娠適齢期という自
然の摂理に対してもっと謙虚な、産みやすい社会が早く実現してほしいと思います。

しかし、拡大された保険診療は、まだ始まったばかりです。改訂の作業を進めながら、「な
ぜ、これが保険で認められないのだろう」と感じた箇所はいくつもありました。今回の保険適用
拡大は、決定からスタートまで異例の速さで進んだためか、検証の時間が足りなかったり、国と
治療現場が十分に議論できなかったりした可能性があることは否めません。

ただ、保険診療のルールは、議論や検証が進むにつれて変更されていきます。そのために国も
治療現場の医師も努力していることを感じるので、私ははじめ、もう少し変更が進むのを待って
から改訂版を出すべきではないか、とも考えました。しかし、そうする間にも時は過ぎます。た
った今、治療を始めたいたくさんのカップルのために、私たちはそれを待たずに、第2ラウンド
を走り出します。

本書が旧版のように版を重ねることができれば、保険診療の情報は、その都度、最新のものに

アップデートしていきたいと思います。そして、保険適用ではカバーされない、オーダーメイドの治療が必要な方への助成金制度が全国の自治体に広がっていくことも願っています。

「公的な医療」になった不妊治療がもっと進化していき、情報の書き換えが忙しくなることを強く期待しながら、筆をおきます。

新しい命を迎えたい家族が、みんな、もっと楽に治療できますように。

2023年──保険適用拡大から2年目の夏

河合 蘭

さくいん

N.D.C.495.48　　270p　　18cm

ブルーバックス　B-2238

不妊治療を考えたら読む本〈最新版〉
科学でわかる「妊娠への近道」

2023年8月20日　第1刷発行

著者	浅田義正
	河合　蘭
発行者	髙橋明男
発行所	株式会社講談社
	〒112-8001　東京都文京区音羽2-12-21
電話	出版　03-5395-3524
	販売　03-5395-4415
	業務　03-5395-3615
印刷所	（本文印刷）株式会社 新藤慶昌堂
	（カバー表紙印刷）信每書籍印刷株式会社
製本所	株式会社国宝社

ISBN978-4-06-532873-6

発刊のことば

科学をあなたのポケットに

二十世紀最大の特色は、それが科学時代であるということです。科学は日に日に進歩を続け、止まるところを知りません。ひと昔前の夢物語もどんどん現実化しており、今やわれわれの生活のすべてが、科学によってゆり動かされているといっても過言ではないでしょう。

そのような背景を考えれば、学者や学生はもちろん、産業人も、セールスマンも、ジャーナリストも、家庭の主婦も、みんなが科学を知らなければ、時代の流れに逆らうことになるでしょう。

ブルーバックス発刊の意義と必然性はそこにあります。このシリーズは、読む人に科学的に物を考える習慣と、科学的に物を見る目を養っていただくことを最大の目標にしています。そのためには、単に原理や法則の解説に終始するのではなくて、政治や経済など、社会科学や人文科学にも関連させて、広い視野から問題を追究していきます。科学はむずかしいという先入観を改める表現と構成、それも類書にないブルーバックスの特色であると信じます。

一九六三年九月

野間省一